秦伯未医学丛书

内经类证（重订本）

秦伯未 ◎ 著
余瀛鳌 ◎ 重订

U0206977

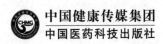

中国健康传媒集团
中国医药科技出版社

内 容 提 要

　　《内经类证》将《黄帝内经》(包括《素问》和《灵枢》)中有关叙述病症的记载摘录出来，进行分类编纂而成。共得四十四种病类和三百十一种病候。每一病类，分为概论和各证。条文的次序一般是按照因、症、脉、治排列的。读者可以按图索骥，便于临床检索。本书适用于中医药院校师生、中医师、中医科研人员以及中医爱好者。

图书在版编目（CIP）数据

　　内经类证（重订本）/ 秦伯未著；余瀛鳌重订 . — 北京：中国医药科技出版社，2021.11

　　（秦伯未医学丛书）

　　ISBN 978-7-5214-2695-3

　　Ⅰ . ①秦⋯　Ⅱ . ①秦⋯ ②余⋯　Ⅲ . ①《内经》－研究　Ⅳ . ① R221.09

　　中国版本图书馆 CIP 数据核字（2021）第 185098 号

美术编辑　　陈君杞

版式设计　　也 在

出版　**中国健康传媒集团** | 中国医药科技出版社

地址　北京市海淀区文慧园北路甲 22 号

邮编　100082

电话　发行：010-62227427　邮购：010-62236938

网址　www.cmstp.com

规格　710 × 1000 mm $\frac{1}{16}$

印张　13 $\frac{1}{4}$

字数　142 千字

版次　2021 年 11 月第 1 版

印次　2021 年 11 月第 1 次印刷

印刷　三河市万龙印装有限公司

经销　全国各地新华书店

书号　ISBN 978-7-5214-2695-3

定价　**35.00 元**

获取新书信息、投稿、为图书纠错，请扫码联系我们。

《秦伯未医学丛书》
编 委 会

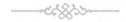

著 秦伯未

辑 吴大真　王凤岐　王　雷　秦　棘

秦　淼　王　雪　范志霞

工作人员（按姓氏笔画排序）

丁志远　于　欣　马石征　王　雪

王　敏　王　雷　王凤岐　王丽丽

王晓曼　王博岩　孙增坤　杜　欣

李　宁　李　顺　李书辉　李剑颖

杨奇君　杨建宇　杨艳卓　吴大真

吴晓川　邱　浩　宋世昌　张　霆

张芳芳　陈丽云　范志霞　金芬芳

周毅萍　胡　蓉　秦　棘　秦　淼

郭新宇　谢静文

一

一九七〇年元月二十七日晚上八时，在北京东直门医院内科病房，一位头发苍白、骨瘦如柴、面色憔悴、生命垂危的老人，低微而深沉地说："人总是要死的，死也不怕，但未能把我对中医学习的得失经验全部留给后人，这是我终生的遗憾，希望你们……"老人的话音渐渐地消失，两目圆睁，心脏停止了跳动，含着无限的遗憾与世长辞。他，就是一代名医秦伯未，近代中医学史上的一颗璀璨的明星。

秦老曾任原卫生部中医顾问、北京中医学院（现北京中医药大学）院务委员会常务委员、中华医学会副会长、国家科委中药组组员、药典编辑委员会委员、农工民主党中央委员等职务，先后担任全国第二、三、四届政协委员。

秦老一生致力于中医事业，对中医学有精湛的造诣，为继承与发展中医学含辛茹苦，为培养和造就中医人才呕心沥血。他学识渊博，经验丰富，尤其擅长写作，在中医学近代史上留下了许多宝贵的著述，从早年集清代二十余名家之《清代名医医案精华》问世，到晚年医理精深的《谦斋医学讲稿》出版，共著书立说达六十余部，计千万字之巨。这些作品，既有继承前人余绪，又有发明古义，昭示后人；既有别出心裁之理论，又有实践依据之心得。在许多报纸杂志上还发表了大量的医文、史话、诗词、歌赋，甚至连《健康报》副刊上的《医林》《诊余闲话》等专栏名称，都出于他的建议。

二

秦老名之济，字伯未，号谦斋。生于一九〇一年农历六月初六日辰时，上海市上海县陈行镇（又名陈家行）人。

秦老因生于农历六月，正值江南仲夏，荷花盛开，故他一生酷爱荷花。曾著有许多吟荷颂荷的诗画作品，常以荷花的"出污泥而不染，一身洁净"自勉。他常告诫我们："做人要有人格，看病要有医德，贫莫贫于无才，贱莫贱于无志，缺此不可为良医。"他在《五十言怀》中写道："双梓婆娑认故乡，盈怀冰炭数回肠；已无亲养输财尽，尚有人来乞要忙。远世渐顽疑木石，齐民乏术课蚕桑；休论魏晋纷纭劫，空茸先庐锁夕阳。"一九八一年元月第九次再版的《中医入门》，即以淡雅的荷花为封面，意示对秦老的深切怀念。

一九六九年，秦老以风烛之年，抱病之身，孤独一人度过了在人世间的最后一个生日，在鼓楼大街首都照相馆留下了最后一张照片，所幸被保存下来。在照片的背面写着：一九六九年七月廿九日即农历己酉六月既望摄于鼓楼，谦斋时年六十有九。

三

秦老祖父笛桥，名乃歌，号又词，工诗辞古文，谦擅六法，以余事攻医，活人甚众，声誉颇隆。著有《读内经图》《玉瓶花馆丛稿》《俞曲园医学笔记》等。《清代名医医案精华》中的第十四家，即记其医案三十一篇。秦老父亲锡祺和伯父锡田，均精儒通医。秦老出此门庭，耳濡目染，影响所及，髫龄即读医书，《医学三字经》《药性赋》《脉诀》等启蒙书早已诵熟。并自幼酷爱文学，凡经史子集无所不览。及长就读于上海第三中学。一九一九年进入名医丁甘仁创办的上海中医专门学校深造，他勤奋学习，刻苦自励，每夜攻读，黄卷青灯，不敢稍懈，夜以继日，寒暑不辍，当时已蜚声校内，一九二三年以第二届第一名毕业。有道是"书山有路勤为径，学海无涯苦作舟"，自此奠定了他老人家一生从事中医事业的基础。他在中医领域内博览群书，考诸家之得失，排众说之纷纭，而尤致力于《内经》《难经》《伤寒论》《金匮要略》等经典著作，常以此四本书比为四子书（《论语》《孟子》《大学》《中庸》），他说："读书人不可不读四子书，中医不可不学《内》《难》、仲景之说，要学有渊源，根深蒂固，才不致成为头痛医头、脚痛医脚的医生。"他还说："不但要熟读、背熟，还要边读边记，勤于积累，积累的形式则宜灵活，要善于比较、鉴别、分类、归纳。"如上海中医书局一九二八年出版的《读内经记》及一九二九年出版的《内经类证》，即是秦老在多年大量的读书笔记基础上编著而成的。

秦老至晚年，仍时以深厚的感情回忆当年丁老先生的教诲，他常说："初学于丁师门下，丁老首先要求背诵《古文观止》中的二百二十篇文章，每天背一篇，天天如此，尤其是诸葛亮的《出师表》、陶渊明的《桃花源记》、苏轼的《前赤壁赋》与《后赤壁赋》等更是要求背得滚瓜烂熟，一气呵成，当时觉得乏味，却不料古文程度与日俱增，从此博览群书亦觉易也。"所以秦老也希望我们多学文史知识，努力提高文学修养，才能信步漫游于浩如烟海的书林之中。他曾说："专一地研讨医学可以掘出运河，而整个文学修养的提高，则有助于酿成江海。"

名师门下出高徒，与秦老同学者有程门雪、章次公、黄文东等，都成为中医学近代史上的耆宿。中华人民共和国成立前，人称秦伯未、程门雪、章次公为上海医界三杰。程老精《伤寒》之学，又推崇叶桂；章老善于本草，自有独到见解；秦老精于《内经》，有"秦内经"之美誉。

秦老又被誉为诗、词、书、画、金、石、医、药八绝。他早年即加入柳亚子创立的南社，有"南社提名最少年"句，三十岁时，有《秦伯未诗词集》，四十岁时增订补辑为《谦斋诗词集》七卷，凡三百四十又四首。此时大都为览物生感、寄情托意之作，如"人来佳处花为壁，风满东湖绿上亭""千丝新雨碧，一水夕阳深"等句，其长诗功力也深。秦老其书法赵之谦，比较工整，蝇头小楷浑匀流丽，非常可爱，行草不多，隶书推崇杨藐翁，原上海城隍庙大殿上的一副对联即他早年墨迹，笔力精神，跃然可见。绘画也颇见功力，善画梅、兰、竹、菊、荷，20世纪50年代，曾以周总理喜爱的梅、兰、海棠为题，画扇面相赠，不但得到周总理的称赞，而且周总理还以题词回赠，可惜这些珍品也在"文革"中被毁。其对金石铁笔也十分喜爱，20世纪30年代著有《谦斋自刻印》一卷，因是家藏版，流传不多。

秦老出师后，即悬壶诊病，同时在中医专门学校执教，一九二四年任江苏中医联合会编辑，后又创办新中医社，主编《中医世界》，一九二八年与杭州王一仁、苏州王慎轩等创办上海中国医学院于上海闸北老靶子路，初期自任教务，倾心治学，勤于著述，工作常无暇日，读书必至更深。教授方法是基础课先上大课，课后作业，亲自批改讲评，对语文基础差的另请语文教师补课。三年后，转入随师临诊，每晚集中讲授白天所诊病例，或提问学生，或组织讨论，并布置医案作业，批改后相互传阅，最后汇编成册，名曰《秦氏同门集》，与各地交流。其心血之倾注，非同一般，曾有句云："拼将热血勤浇灌，期卜他年一片红。"二十年间，培养学生不下五六千之众。一九三〇年秦氏同学会出版的《国医讲义》（包括《生理学》《药物学》《诊断学》《内科学》《妇科学》《幼科学》等六种）和上海中医书局出版的《实用中医学》（包括生理学、病理学、诊断学、药物学、处方学、治疗学、内科学、妇科学、外科学、幼科学、五官科学、花柳科学等十二个学科），就是在反复修改的教案及讲稿的基础上产生的。

一九三〇年于上海创办中医指导社，先后参加者不下千余人，来自全国各地，间有少数华侨。每月出版一期刊物，交流学术论著和临床经验，以及医学问题之解答，实为中医函授之先河，对推广中医起了相当大的作用。

一九三八年创办中医疗养院于上海连云路，又于沪西设立分院，任院长。病床百数十张，设有内、外、骨伤、妇、幼各科。并出版《中医疗养专刊》，深得医者及病家信仰。

秦老常以《礼记·学记》中的"学然后知不足，教然后知困"这句话来概括学与教之间的关系。他说许多不解之题是在同学提问的启发下，才得到解决的。直到晚年，他始终坚持在教学第一线，一九六一年以六十岁高龄而亲临讲台，还给我们这一级学生讲了《内科学》中的部分章节，说理透彻，循循善诱，足见其对中医教育事业的赤诚。

四

一九二九年，国民政府的第一次中央卫生委员会议，竟然通过了余云岫等的《废止旧医以扫除医事卫生之障碍案》的决议，提出"旧医一日不除……新医事业一日不能向上"的反动口号，并制定了废除中医的六条措施，强迫中医接受"训练"，禁止宣传中医并不准开办中医学校等，妄图一举消灭中医。消息传开，群情激愤，首先张赞臣以《医界春秋》名义向当时正在南京召开的国民党第三次全国代表大会发出驳斥取缔中医决议的通电，而后全国各地中医组织起来，公推代表在上海商议对策，于三月十七日在上海召开全国医药代表大会，秦老任大会秘书。会后组成了中医"请愿团"，直抵南京强烈要求国民政府取消该项议案。在全国中医界的抗议和人民大众的支持下，国民党当局不得不宣布取消原议案，这次捍卫中医学的斗争取得了伟大的胜利。这就是"三·一七"中医节的由来。在这次斗争中，秦老始终站在最前列，为保存、继承我中华民族的中医学贡献力量。一九六四年三月十六日晚，秦老在北京中医学院附属医院做学术报告时，还兴致勃勃地提到了三十五年前"三·一七"斗争的情况。一九七八年九月八日，由季方同志主持的为秦老平反昭雪大会的悼词中说："在黑暗的旧社会，中医受到歧视和摧残，他坚贞不屈，对当时反动势力进行了有力的斗争。"即是指这件事而言的。

中华人民共和国成立后秦老即参加革命工作，先在上海第十一医院任中医内科主任。一九五四年冬，当时的卫生部部长助理郭子化受卫生部委托亲自南下，多次到秦老家中，聘请他到原卫生部任中医顾问。他虽不愿远离他乡，但为了中医事业，于一九五五年毅然离沪北上。最初住在北京德内大街74号卫生部宿舍，后来北京中医学院在东直门海运仓落址，秦老为了教学与临床之便，又迁居当时条件极其简陋的中医学院职工宿舍。

五

秦老常用"活到老，学到老，学不了"的苦学精神严格要求自己。他常说："学识不进则退耳。"20世纪50年代，他已是原卫生部中医顾问时，虽然公务繁忙，仍是每天学习、工作到深夜。他嗜烟，著文构思时往往连吸不释，常在每盒烟吸完后，随手把烟盒展平，记下自己的心得体会，许多文章、书籍的最初定稿，就是在烟盒上蕴育的。他曾诙谐地说："烟盒比卡片好，既省钱，又不引人注目，开会中、休息时、汽车上，都可顺手拈来，应手写上。"他的名著《谦斋医学讲稿》就是以数百张烟盒的底稿集成的。可惜这些别具一格的医稿，均已付之一炬。

秦老热爱中医事业，把毕生精力与心血献给了中医学，他常说："如果对自己从事的事业不热爱、不相信、不献身，那是不行的，只有把自己和事业融为一体，方能有所成就。"即便是节假日休息或娱乐时，他也常与医学、看病联系起来，并且经常以生活常识来启发我们的思路。记得一九六三年盛夏，一天晚餐后，全家正在喝茶乘凉时，走进来一位少妇，手里挥舞着檀香扇，顿时香气扑鼻，我们坐在秦老身旁悄然道："一嗅到这股香气，就有些恶心。"秦老笑道："这就叫因人而异，对你们来说檀香扇还不如家乡的大蒲扇。中医看病就要因人、因证、因时、因地制宜，不应执死方治活人，更不该人云亦云，要认真思考。比如近几年治疗冠心病，大家都喜用活血化瘀药与香窜药，药理上有效，但切不可忽略患者的个体特性。"第二天秦老即带我们到三〇一医院会诊。患者女性，宋某，三十余岁，患冠心病。翻阅病例，前医处方不外丹参、川芎、赤芍、荜茇、檀香等药，但患者一服即呕，五日前，邀秦老会诊，秦老详问病情，得知患者闻到中药之香气即有欲呕感，故仅在原方中去檀香一味，第二天医院打电话告诉秦老，患者服药后再未呕吐，待我们去时患者病情已显著好转，精神大振。秦老若有所思地说："看病要吸取别人的经验教训，不要轻易否定别人的成绩。此例患者前医的治疗原则是对的，我们应吸取人家的长处，但对于个体特性也应注意，这叫知其常应其变嘛！不要做庸医闭目切脉，不闻不问，故弄玄虚，要实事求是，望、闻、问、切四诊不可偏废，问诊尤其重要。"

秦老强调中医学要继承和发扬并举,他说无继承亦就无发展,比如空中楼阁、海市蜃楼,终成幻影而已。中医不是玄学,不是高谈空理的,而是实用科学,学中医要从应用出发,不要咬文嚼字钻牛角。

他提倡中西医团结合作,取长补短,并肩前进。强调中医传统的科学的辨证论治方法,切忌废医存药。有这样一个例子,某中央领导,因患呃逆不止,前医投以大剂量木瓜等药,意在抑制膈肌痉挛,不仅无效,且见反酸,秦老会诊时分析道:"呃逆可能是西医所说的膈肌痉挛所致。但中医治疗时,除研究专病、专方、专药外,更要辨证论治,此例患者高龄、病久、舌红少苔、脉细弱,属气阴两虚,当大补气阴。详问病因,乃怒后引起,气之逆也,当用理气降气药,然气药众多,从何选也?察呃逆频作,其声低微,应属肾不纳气,当选用补肾纳气之品。"故仅以西洋参、海南沉二味,一剂平,二剂愈。周总理在看望此患者时,闻之大喜,称赞说:"中医真了不起!"秦老说:"古代《济生方》中四磨饮子即是此意。中医看病首先是辨证确切,然后要继承古训而又不泥于古人,学医一定要多思考,孟子曰:'尽信书,则不如无书。'只有这样才能得心应手,效如桴鼓。"

秦老生前曾先后到苏联、蒙古等国会诊和进行学术交流,所见患者大都是些疑难症及危重病,如白血病、血友病、重症肌无力等,经他治疗后大都收到了预期的效果。他说:"对于一些所谓绝症,不要怕,要看。看好当然不容易,但以最大努力,求其可生之机,平稳时使之增强体力,波动时加以控制,因而减少痛苦,延长生命,是可能的。能够看几个,对临床大有好处。不要好高骛远，急于求成，要积少成多，逐渐积累经验。我相信人类终会战胜这些绝证，中医是会找到出路的。"

六

一九六五年在中央领导同志的直接关怀下，秦老在协和医院全面体检达一个月之久，结论是"身体健康"。正当他将以充沛的精力书写总结自己一生的经验时，"文化大革命"开始了。环境的剧变，精神的折磨，生活的困苦，以致一九六七年突患大叶性肺炎，高热咯血，独居幽室，既不得安静修养，又不得精心治疗，虽幸免毕命于当时，却已暗生恶疾。就在这生命之火即将熄灭之时，老人家仍念念不忘中医事业。

秦老对传统医药文化修养的博大精深，对中医事业的一片赤诚，对后学晚辈的扶掖，在中医界是人所共知的。弹指间秦老已过百年诞辰，抚今思昔，更加令人怀念。现遵秦老生前遗愿，我们将代表他学术思想的几部名著、早年的医案医话、诗词墨宝，以及晚年家书等，陆续编辑出版献给同道，以寄托我们的哀思。

吴大真　王凤岐

2019 年 7 月

编者的话

一、秦老对于《内经》的研究

秦伯未于1918年就读于江南孟河学派的大名医丁甘仁先生创办的上海中医专门学校，成为第二届毕业生的佼佼者，也是丁甘仁先生的得意门生。名师门下出高徒，与秦老同学者有程门雪、章次公、黄文东等，日后都成为中医学的栋梁。民国时期，人称秦伯未、程门雪、章次公为上海医界三杰。程老精伤寒之学，又推崇叶桂；章老善于本草，自有独到之处；秦老精于《内经》，有"秦内经"之美誉。

秦老于1928年又与王一仁、章次公、严苍山共同创办了中国医学院。秦老负责该校教务，并主讲《内经》《中医基础理论》。其间在《内经》方面著有《读内经记》《内经类证》《内经病机十九条之研究》《秦氏内经学》《内经十二官命名之义》《内经之温病观》等多部著作。正如民国名医程门雪的弟子江南世代中医名家何时希先生曾颂曰："秦老写稿最捷，十日一书，五日一册，书局（指上海中医书局）一时名誉大起……秦乃独任编写之责。"

中华人民共和国成立以来，除了再版了以上的部分著作，还先后出版了《内经知要浅解》，并与关门弟子中医医学史大家余瀛鳌先生重订了《内经类证》，由以上简介不难看出，秦老无愧于"秦内经"之美誉。

中华人民共和国成立以来，国家重视中医事业，成立了国家级的中医药大学和研究院。秦老奉调来京，任中央卫生部首届中医顾问并任教于北京中医学院。为了提高教学质量，1962年，秦老与任应秋、于道济、陈慎吾、李重人等五位中医前辈，上书中央，建议中医教育要加强对中医经典著作的学习，这便是近代中医历史上著名的"五老上书"，当时得到了中央及卫生部的充分肯定和采纳，但在文革中却因此事件受到残酷的批判与迫害。当1976年国家给"五老上书"事件平反时，秦老已去世6年。

秦老生前，曾告诫我们，学习中医要打好基本功，要学习中医经典著作，要多临床实践，反复学习，反复运用，要提高自己的悟性才行。

本丛书我们只根据秦老生前所嘱选择了《读内经记》《秦氏内经学》《内经病机十九条之研究》《内经类证》及《内经知要浅解》，以供同道学习参考。

二、关于秦老几部《内经》著作的简介

1.《读内经记》

本书于1928年由上海中医书局出版。此书是秦老钻研《内经》奥义、积十年学习《内经》的读书札记。旁征博引，依理

剖析其中，对有关文字讨论者 78 条，有关训诂研究者 57 条，有关句读商榷者 3 条。剖解很多，使《内经》中一些舛错难解或疏漏脱简之处，得以厘正说明，对于理解《内经》原文、学会研究《内经》的方法，有很大的指导意义。

2.《内经类证》

秦老于 1929 年，为了教学方便将《内经》中有关病症的条文，摘录出来编辑成册名为《内经类证》。全书共搜集了 50 病、357 症、1268 条。1961 年，秦老的入室弟子余瀛鳌先生正在西医学习中医班学习。大家一致认为《内经类证》是西医学习中医的良好参考资料，为了更好地适用于现代教学，在征得秦老的同意下，进行了补充删订，依照原来体例，分为 44 种病，310 种病候，每条文后附上原《内经》篇名，并将其中生僻病名的音义加上简释，加上整理后平时的学习心得作为按语。在整理的过程中，又得到了路志正路老及其他同学的帮助。

此次重编整理，我们认为 1961 年由秦老原编、余瀛鳌重订本的《内经类证》既符合秦老原意，也适合现在学习，故选择了这一版本。为了反映原著风貌，特把秦老 1929 年出版的《内经类证》的"自序"兹附于下。

3.《内经病机十九条之研究》

本书于 1932 年由上海中医书局出版。《内经》中的病机十九条，是为病因辨证和脏腑辨证打下基础，后世注释者甚众。秦老撷取各家的论注，参以个人见解，编写而成。分为两大纲，一为"分析研究"，是将病机十九条之原文逐条分析阐述；一为"合并研究"，是将病机十九条中有关之文，综合类比，对理解和运用病机十九条有很好的参考意义。

4.《秦氏内经学》

本书于 1934 年由上海中医书局出版。本书是秦老 20 世纪 30 年代，在上海中医专门学校和中国医学院，教授《内经》时编写的讲义，为了初学中医的学生便于接受和理解《内经》，他吸取了西医的教学课程的特点，将《内经》有关条文分列为：生理学、解剖学、诊断学、方剂学、治疗学、杂病学等六篇。择必要的条文，作详尽之发明，将中医《内经》之学按现代医学教育的特点编写成有条理而系统的教材，可谓是对《内经》教学的创举，对于至今的中医院校的《内经》教学问题都值得参考研究。

5.《内经知要浅解》

本书于 1956 年由《中医杂志》连载，后经秦老修订，于 1957 年由人民卫生出版社出版。《内经知要》是明代李中梓对《内经》的节注本，内容少而精。秦老说，该书曾作为课徒学习《内经》之书。后秦老因袭其纲目及条文，增加了语译、词解、体会、补充、备注、应用等内容，成书《内经知要浅解》，篇幅虽然不多，但此书是秦老研究《内经》之心血所著。书中有许多对《内经》的体会和应用的精辟而独到之见解，是研究秦老学术的重要参考书之一。

总之，《读内经记》《内经类证》《内经病机十九条之研究》《秦氏内经学》等是秦老学习研究《内经》的早期著作，主要以钻研微义为主，对《内经》原著作了全面、深入、系统、条理的分析归纳，对《内经》中深奥、难解之词句作了认真、细致的考证和注释，下了一番苦功。

《内经知要浅解》是秦老中晚期的著作。此时秦老在几十年中结合自己的丰富而有创见性的实践经验，印证《内经》，使《内经》大义得以扩展、发扬，使经文中一些比较原则、抽象、笼统、概括的条文，演绎为生动、具体的临床指导理论。这是"秦内经"美喻之真谛。

1968 年 3 月，秦老曾与我们说"我并不菲薄自己，对于中医我曾多多少少地下过一些苦功。"

吴大真　王凤岐

2019 年 7 月

余 序

　　1929 年，秦伯未老师曾经编写过《内经类证》，扼要地选择了《内经》中记载的病症加以分析归纳，以便检阅。作为西医学习中医的我们来说，在阅读《内经知要》的同时，采用《内经类证》参考，觉得这本书对现在学习和临床上，仍有很多的启发和帮助。我们在这本书里，可以看到很早以前中医学对于各种疾病已有普遍性的认识，这是世界医学文献中极可珍视的一部分；以医学理论的创见性和完整性说来，在当时也是无可比拟的，从而加强了我们学习中医的信心。再者，我们看到《内经》中对每一病症指出了多种原因，且从整体出发结合周围环境加以阐述，后世各家学说都在此基础上逐渐发展，体会到中医学的理论虽与现代医学体系不同，但有其卓越的价值。同时感到《内经知要》太简，不能满足我们的要求，翻阅了几遍《内经》全文，又觉得茫无头绪。即使《内经》里也有疾病的专题研究如咳论、痿论、痹论和胀论等，也还有不少散见在其他篇内，如果不从多方面加以联系，仍然看不到全面。正因为我们对经文不够全面了解，在治疗或讨论一种疾病时，往往只能引证一些概括性的词句，忽略了其中丰富的经验知识。而《内经类证》则提纲挈领，指出线索，恰恰帮我们解决了这些问题。

因此，我们认为《内经类证》是西医学习中医的良好参考资料。为了使其更好地适用于现在，征得秦老师的同意，进行了补充删订工作。依照原来体例，分为四十四病类三百十一种病候，条文后附上篇名，并将生僻病名的音义加以简释；整理了平时学习心得作为按语，附于各篇之后。但由于我们对经文的理解和从事临床实践都很不够，所写的体会和心得，尚未能作到粘合经旨的要求。

几年来，我们在党的培养教育下，初步掌握了中西医两种技术。目前西医学习中医的愈来愈多，并纷纷响应党所发出的创立我国新医药学派的宏伟号召。我们也不例外，一定要遵循党的指示更好地继承和发扬中医学。本书是我们学习中医过程中的极小收获，愿与同志们交流经验，并请指正。

最后，本书的顺利完成，与秦老师平日的启发和鼓励是分不开的。在编写中又承路志正大夫及同学们提出不少宝贵意见，均此致谢。

余瀛鳌

1961 年 9 月

自　序

　　《内经类证》之作，昉于十二年，成于民国十四年，修正于民国十五年，版于民国十六年，燹于民国十七年。今盖烬余之文也，中医学说，建筑于实践，故余之治医，以实践为主。《伤寒论》有是症用是方，实验之书也。《内经》有是病，有是症，亦实验之书也。余初治《内经》，继治《伤寒论》觉其叙列，多本《内经》，则复肆方于《内经》，盖为实验之书之祖也。居尝择其关于病症者，又摘录专册为之类别，得五十病，三百五十七症，一千二百六十八条，名之《内经类证》以便稽考，更于篇末附以后世学说，及一得之见。籍资汇通书成。会承乏《内经》教授于各医校。学者苦无适当之参考书。乃付著易堂印行。俾供观摩，不意削青甫半遽遭火灾，稿尽毁佚，所存者，仅箧中《内经》白文初稿而已，虑乎余欲导学者以勤研古训，归于真朴，而横遇奇厄，殆亦略钦，而同道闻余有是书之刻，竞相访问，不获已，即就初稿略加校订，重付于民，至原文之谬误，已详著《读内经记》，兹从阙，其篇末附论，则请俟诸异日，又常时承刘一鸣、汪隐峰诸君题序。兹仅存谭君一文云。民国十八年四月六日，灯下记此，以志始末，发数竟白矣。

秦伯未

上海

1929 年 4 月

凡 例

1. 《内经类证》一书，系将《黄帝内经》（包括《素问》和《灵枢》）中有关叙述病症的记载摘录出来，进行分类编纂而成。共得四十四种病类和三百十一种病候。

2. 每一病类，分为概论和各证。条文的次序一般是按照因、症、脉、治排列的。

3. 在摘录病症和进行分类时，为了节省篇幅，突出重点，有时不免将原文割裂。原文在叙述病症有交叉的地方，也难免有少数重复。

4. 本书引摘的原文，除《素问》和《灵枢》外，并将《素问遗篇》的内容也一并编入。《素问》和《灵枢》是采用现在通行的影印明顾从德刻本为蓝本，《素问遗篇》则根据历来沿用本补入。对于原文明显错误处，已作适当修改。

5. 本书所载的病症，在中医文献中是最早的、较为系统的，因此，可以作为学习中医者、临床医师和研究中医理论者的参考。

6. 本书虽经重订，但内容并不是十分完备的，希望读者不要满足于条文的使用，应该进一步联系临床实际，检阅《内经》原书，深入研究。

目 录

一、中风病类

概论

1. 风者，百病之长也，至其变化，乃为他病也，无常方，然致有风气也。《素问·风论》

2. 贼风邪气之中人也，不得以时，然必因其开也，其入深，其内极病，其病人也卒暴；因其闭也，其入浅以留，其病也徐以迟。《灵枢·岁露论》

3. 肉不坚，腠理疏，则善病风。《灵枢·五变》

4. 伤于风者，上先受之。《素问·太阴阳明论》

5. 风中五脏六腑之俞，亦为脏腑之风；各入其门户所中，则为偏风。《素问·风论》

6. 尺不热，脉滑，曰病风。《素问·平人气象论》

7. 邪风之至，疾如风雨，故善治者治皮毛，其次治肌肤，其次治筋脉，其次治六腑，其次治五脏。治五脏者，半死半生也。《素问·阴阳应象大论》

肝风证

肝风之状，多汗恶风，善悲，色微苍，嗌干，善怒，时憎女子，诊在目下，其色青。《素问·风论》

心风证

心风之状，多汗恶风，焦绝，善怒吓，赤色，病甚则言不可快。诊在口，其色赤。《素问·风论》

脾风证

脾风之状，多汗恶风，身体怠惰，四肢不欲动，色薄微黄，不嗜食。诊在鼻上，其色黄。《素问·风论》

肺风证

肺风之状，多汗恶风，色皏然白，时咳短气，昼日则瘥，暮则甚。诊在眉上，其色白。《素问·风论》

肾风证

1. 肾风之状，多汗恶风，面疮浮肿，脊痛不能正立，其色炲，隐曲不利。诊在肌上，其色黑。《素问·风论》

2. 有病疮然如有水状，切其脉大紧，身无痛者，形不瘦，不能食，食少，病生在肾，名为肾风。《素问·奇病论》

3. 有病肾风者，面胕疮然壅，害于言，虚不可刺。《素问·评热病论》

4. 肾风而不能食，善惊，惊已，心气痿者死。《素问·奇病论》

胃风证

胃风之状，颈多汗，恶风，食饮不下，鬲塞不通，腹善满，

失衣则䐜胀，食寒则泄。诊形瘦而腹大。《素问·风论》

肠风证

久风入中，则为肠风飧泄。《素问·风论》

脑风证

风气循风府而上，则为脑风。《素问·风论》

首风证

1. 新沐中风，则为首风。《素问·风论》

2. 首风之状，头面多汗恶风，当先风一日则病甚，头痛不可以出内；至其风日，则病稍愈。《素问·风论》

目风证

风入系头，则为目风眼寒。《素问·风论》

泄风证

1. 外在腠理，则为泄风。《素问·风论》

2. 泄风之状，多汗，汗出泄衣上，口中干，上渍，其风不能劳事，身体尽痛则寒。《素问·风论》

内风证

入房汗出中风，则为内风。《素问·风论》

漏风证（酒风）

1. 饮酒中风，则为漏风。《素问·风论》

2.漏风之状，或多汗，常不可单衣，食则汗出，甚则身汗，喘息恶风，衣常濡，口干善渴，不能劳事。《素问·风论》

3.有病身热懈惰，汗出如浴，恶风少气，病名曰酒风。治之以泽泻、术各十分，鹿衔五分，合以三指撮为后饭。《素问·病能论》

痱风证

痱之为病也，身无痛者，四肢不收，智乱不甚，其言微，知可治；甚则不能言，不可治也。《灵枢·热病》

劳风证

劳风法在肺下，其为病也，使人强上冥视，唾出若涕，恶风而振寒，此为劳风之病。治之以俯仰。巨阳引精者三日，中年者五日，不精者七日。咳出青黄涕，其状如脓，大如弹丸，从口中若鼻中出，不出则伤肺，伤肺则死也。《素问·评热病论》

疠风证（大风）

1.脉风成为疠。《素问·脉要精微论》

2.疠者，有营气热胕，其气不清，故使鼻柱坏而色败，皮肤疡溃。风寒客于脉而不去，名曰疠风。《素问·风论》

3.风气与太阳俱入，行诸脉俞，散于分肉之间，与卫气相干，其道不利，故使肌肉膹胀而有疡；卫气有所凝而不行，故其肉有不仁也。《素问·风论》

4.疠风者，素刺其肿上，已刺，以锐针针其处，按出其恶气，肿尽乃止。常食方食，无食他食。《灵枢·四时气》

5.病大风，骨节重，须眉堕，名曰大风。刺肌肉为故，汗出百日；刺骨髓，汗出百日。凡二百日，须眉生而止针。《素问·长刺节论》

［附］偏枯证

1.汗出偏沮，使人偏枯。《素问·生气通天论》

2.其有三虚而偏中于邪风，则为击仆、偏枯矣。《灵枢·九宫八风》

3.仆击、偏枯，肥贵人则膏粱之疾也。《素问·通评虚实论篇》

4.虚邪偏客于身半，其入深，内居营卫；营卫稍衰，则真气去，邪气独留，发为偏枯。《灵枢·刺节真邪》

5.偏枯，身偏不用而痛，言不变，志不乱，病在分腠之间，巨针取之，益其不足，损其有余，乃可复也。《灵枢·热病》

6.胃脉沉鼓涩，胃外鼓大，心脉小坚急，皆鬲偏枯。男子发左，女子发右。不喑舌转，可治，三十日起；其从者喑，三岁起；年不满二十者，三岁死。《素问·大奇论》

【按】本篇中风系指感受风邪所引起的局部病变，不同于猝然仆倒的中风，亦即不同于西医所说脑血管意外的脑卒中。故《内经》或说"伤于风"，或说"中于邪"，病候也或在内脏，或在形体各部。现在一般所说的中风多属《内经》厥证范围（详见本书二十七、厥逆病类），但为了便于检查，我们仍将中风后遗症偏枯——半身不遂，附在本篇之后。

同一风邪，由于感受的时间、部位以及其他因素的不同，症状并不一致。其中肾风为水肿之一。肝风指肝经受风，内风指房事后受凉，勿误为肝肾阴虚之肝风和内风。《内经》中病名往往与后世病名有出入，当加分辨。

秦老曾说：《内经》痱风证极似西医所说脊髓神经病变，刘河间称为"风痱"，定出地黄饮子方剂。尝用此方加减治疗晚期梅毒脊髓痨和不同原因的脊髓炎，收到良好效果。

二、伤寒病类

概论

1. 热病者，皆伤寒之类也，或愈或死；其死皆以六七日之间，其愈皆以十日以上。《素问·热论》

2. 人之伤于寒也，则为病热，热虽甚不死。《素问·热论》

3. 人伤于寒而传为热，寒盛则生热也。《素问·水热穴论》

4. 气盛身寒，得之伤寒。《素问·刺志论》

5. 人迎盛坚者，伤于寒；气口盛坚者，伤于食。《灵枢·五色》

6. 治之各通其脏脉，病日衰，已矣。其未满三日者，可汗而已；其满三日者，或泄而已。《素问·热论》

7. 风寒客于人，使人毫毛毕直，皮肤闭而为热，当是之时，可汗而发也。《素问·玉机真脏论》

8. 病热少愈，食肉则复，多食则遗，此其禁也。《素问·热论》

太阳证

1. 伤寒一日，巨阳受之，故头项痛，腰脊强。《素问·热论》

2. 七日巨阳病衰，头痛少愈。《素问·热论》

阳明证

1. 伤寒二日，阳明受之。阳明主肉，其脉挟鼻络于目，故身热，目疼而鼻干，不得卧也。《素问·热论》

2. 八日阳明病衰，身热少愈。《素问·热论》

少阳证

1. 伤寒三日，少阳受之。少阳主胆，其脉循胁络于耳，故胸胁痛而耳聋。《素问·热论》

2. 九日少阳病衰，耳聋微闻。《素问·热论》

太阴证

1. 伤寒四日，太阴受之。太阴脉布胃中，络于嗌，故腹满而嗌干。《素问·热论》

2. 十日太阴病衰，腹减如故，则思饮食。《素问·热论》

少阴证

1. 伤寒五日，少阴受之。少阴脉贯肾，络于肺，系舌本，故口燥，舌干而渴。《素问·热论》

2. 十一日少阴病衰，渴止不满，舌干已而嚏。《素问·热论》

厥阴证

1. 伤寒六日，厥阴受之。厥阴脉循阴器而络于肝，故烦满而囊缩。《素问·热论》

2. 十二日厥阴病衰，囊纵，少腹微下，大气皆去，病日已

矣。《素问·热论》

两感证

1. 其两感于寒而病者，必不免于死矣。《素问·热论》

2. 两感于寒者，病一日，则巨阳与少阴俱病，则头痛，口干而烦满；二日，则阳明与太阴俱病，则腹满，身热，不欲食，谵言；三日，则少阳与厥阴俱病，则耳聋，囊缩而厥，水浆不入，不知人，六日死。《素问·热论》

【按】《内经》对于伤寒的传变分为六个阶段，与张仲景《伤寒论》分为六经完全相同，可见《伤寒论》是在《内经》的基础上发展而来的。

中医所说的伤寒，概括多种发热性疾患在内，也包括西医所说的伤寒（即伤寒杆菌所致的肠道传染病）。我们体会中医在治疗过程中极重视阳明一环，就是消化系统。《内经》指出病情好转时期不可多食，更不宜食油腻，更足说明古人早已有丰富经验。倘从伤寒病整个发展过程来看，中医不仅分别表里，还注意并发症；不仅重视病邪的亢进，还随时留意正气的耗伤。详见《伤寒论》。

在临床上，我们曾用中医药治疗过一些肠伤寒病例，经过相当时期的摸索，感到用葛根芩连汤合《感证辑要》的藿朴夏苓汤加减治疗早期肠伤寒患者，在退热和缓解消化道症状方面颇有效验。对于一些因高热持久而耳聋，或见唇舌干裂，舌不能伸出，神识蒙眬者，口服抗生素有时不能奏效，常须合并输液治疗；中医则以清热化湿，兼顾气阴的方法，有相当疗效。我们正在继续观察。

三、温热病类

概论

1.冬伤于寒，春必病温。《素问·生气通天论》

2.夫精者，身之本也，故藏于精者，春不病温。《素问·金匮真言论》

3.人一呼脉三动，一吸脉三动而躁，尺热，曰病温。《素问·平人气象论》

4.尺肤热甚，脉盛躁者，病温也；其脉盛而滑者，病且出也。《灵枢·论疾诊尺》

5.冬伤于寒，春生瘅热。《灵枢·论疾诊尺》

6.脉粗大者，阴不足，阳有余，为热中也。《素问·脉要精微论》

7.脉尺粗常热者，谓之热中。《素问·平人气象论》

8.脉缓而滑曰热中。《素问·平人气象论》

9.诸治热病，以饮之寒水，乃刺之；必寒衣之，居止寒处，身寒而止也。《素问·刺热》

肝热证

1.肝热病者，小便先黄，腹痛，多卧，身热。热争则狂言及惊，胁满痛，手足躁，不得安卧；庚辛甚，甲乙大汗，气逆

则庚辛死。刺足厥阴、少阳。其逆则头痛员员，脉引冲头也。《素问·刺热》

2.肝热病者，左颊先赤。《素问·刺热》

3.肝热者，色苍而爪枯。《素问·痿论》

心热证

1.心热病者，先不乐，数日乃热。热争则卒心痛，烦闷善呕，头痛，面赤，无汗；壬癸甚，丙丁大汗，气逆则壬癸死。刺手少阴、太阳。《素问·刺热》

2.心热病者，颜先赤。《素问·刺热》

3.心热者，色赤而络脉溢。《素问·痿论》

脾热证

1.脾热病者，先头重，颊痛，烦心，颜青，欲呕，身热。热争则腰痛不可俯仰，腹满泄，两颔痛；甲乙甚，戊己大汗，气逆则甲乙死。刺足太阴、阳明。《素问·刺热》

2.脾热病者，鼻先赤。《素问·刺热》

3.脾热者，色黄而肉蠕动。《素问·痿论》

肺热证

1.肺热病者，先淅然厥，起毫毛，恶风寒，舌上黄，身热。热争则喘咳，痛走胸膺背，不得太息，头痛不堪，汗出而寒；丙丁甚，庚辛大汗，气逆则丙丁死。刺手太阴、阳明，出血如大豆，立已。《素问·刺热》

2. 肺热病者，右颊先赤。《素问·刺热》

3. 肺热者，色白而毛败。《素问·痿论》

肾热证

1. 肾热病者，先腰痛胻酸，苦渴数饮，身热。热争则项痛而强，胻寒且酸，足下热，不欲言，其逆则项痛员员淡淡然；戊己甚，壬癸大汗，气逆则戊己死。刺足少阴、太阳。《素问·刺热》

2. 肾热病者，颐先赤。《素问·刺热》

3. 肾热者，色黑而齿槁。《素问·痿论》

逆证

1. 有病温者，汗出辄复热，而脉躁疾不为汗衰，狂言，不能食，病名阴阳交，交者死也。人所以汗出者，皆生于谷，谷生于精。今邪气交争于骨肉而得汗者，是邪却而精胜也。精胜则当能食而不复热；复热者，邪气也，不能食者，精无俾也，病而留者，其寿可立而倾也。且夫《热论》曰：汗出而脉尚躁盛者，死。今脉不与汗相应，此不胜其病也，其死明矣。狂言者是失志，失志者死。今见三死，不见一生，虽愈必死也。《素问·评热病论》

2. 病温虚甚死。《素问·玉版论要》

3. 二阳俱搏，其病温，死不治，不过十日死。《素问·阴阳别论》

4. 脉浮而涩，涩而身有热者，死。《素问·通评虚实论》

5.热病七日八日，脉微小，病者溲血，口中干，一日半而死；脉代者，一日死。《灵枢·热病》

6.热病已得汗出而脉尚躁，喘且复热，勿刺肤，喘甚者，死。《灵枢·热病》

7.热病七日八日，脉不躁，躁不散数，后三日中有汗。三日不汗，四日死。未曾汗者，勿腠刺之。《灵枢·热病》

8.热病者，脉尚盛躁而不得汗者，此阳脉之极也，死；脉盛躁得汗静者，生。《灵枢·热病》

9.热病已得汗而脉尚躁盛，此阴脉之极也，死；其得汗而脉静者，生。《灵枢·热病》

10.热病不知所痛，耳聋不能自收，口干，阳热甚，阴颇有寒者，热在髓，死，不可治。《灵枢·热病》

11.热病不可刺者有九：一曰汗不出，大颧发赤。哕者，死；二曰泄而腹满甚者，死；三曰目不明，热不已者，死；四曰老人、婴儿热而腹满者，死；五曰汗不出，呕下血者，死；六曰舌本烂，热不已者，死；七曰咳而衄，汗不出，出不至足者，死；八曰髓热者，死；九曰热而痉者，死，腰折瘛疭，齿噤齘也。《灵枢·热病》

12.乳子而病热，脉悬小者，手足温则生，寒则死。《素问·通评虚实论》

【按】中医学对温热病的诊治，到消代最为昌明，叶天士、薛生白、吴鞠通、王孟英诸家形成一个学派。尤其是吴鞠通的《温病条辨》，几可与《伤寒论》先后媲美，实为继张仲景之后的一大发展。但不容忽视，《内经》中有很多关于本病的记载，实为后来温热学说所依据。

我们体会，《内经》论温热病有两点最值得重视：一是对于严重阶段的诊断，无论在症状上、脉象上均明确地指出了预后；二是对患者指出了饮食、衣着及环境等的适当护理方法。经验告诉我们，这些论断是完全可靠的。温热之邪最易伤津劫液，阴虚而身热不解，脉盛躁乱，势必体力不支，故《内经》总结为"病温虚甚死"。这里所说的"虚"，主要是阴虚，也就是叶天士所谓"留得一分津液，便有一分生机"。其次，热病的治疗，在表用辛凉，在里用寒凉。在护理方面也就应当很好地配合，饮食不宜太热，衣服不宜太多，室内空气应流通。《清代名医医话精华》李修之治杨天生病例：壮热神昏，用大桶盛新汲水放在四围，并洒湿中间空地，铺草席一条，使病人卧于其上，再用青布一丈许折作数层，浸入水中，搭在病人胸部，逐渐清醒。这种及时地处理，与西医使用冰袋等物理疗法原理相似。

四、暑病类

概论

1. 先夏至日者为病温，后夏至日者为病暑，暑当与汗皆出，勿止。《素问·热论》

2. 寒暑伤形。《素问·阴阳应象大论》

伤暑证

1. 气虚身热，得之伤暑。《素问·刺志论》

2. 因于暑，汗烦则喘喝，静则多言。《素问·生气通天论》

【按】暑的意义是热，故《内经》上曾有"在天为热，在地为火，其性为暑"的说法（《素问·五运行大论》）。将暑分配在四时，即与风、寒、燥、湿并称，所谓"天有四时五行，以生长收藏，以生寒暑燥湿风"（《素问·阴阳应象大论》）。正因为暑有一定的季节，所以《内经》又以后夏至日作为标准。

暑热中人，多为在烈日下行走或高热环境中工作的一种急性病，在西医属于日射病之类，能使患者人事不省，严重的可以致死。中医又认为暑热最易耗伤气阴，就《内经》所述气虚、喘喝等症，则与中暑力竭症状相近。前人对于每一疾病的观察十分精细，于此可见一斑。

五、湿病类

概论

1. 湿气大来，土之胜也，寒水受邪，肾病生焉。《素问·至真要大论》

2. 太阴所至，为积饮否隔，为蓄满，为中满霍乱吐下，为重胕肿。《素问·六元正纪大论》

3. 伤于湿者，下先受之。《素问·太阴阳明论》

表湿证

因于湿，首如裹。《素问·生气通天论》

湿热证

湿热不攘，大筋软短，小筋弛长，软短为拘，弛长为痿。《素问·生气通天论》

寒湿证

1. 寒湿之中人也，皮肤不收，肌肉坚紧，营血泣，卫气去。《素问·调经论》

2. 寒湿之气，持于气交，民病寒湿，发肌肉萎，足痿不收，濡泻，血溢。《素问·六元正纪大论》

3. 感于寒湿，则民病身重胕肿，胸腹满。《素问·六元正纪

大论》

［附］积饮证

1. 岁太阴在泉，湿淫所胜，民病饮积。《素问·至真要大论》

2. 岁土太过，雨湿流行，民病饮发中满，食减。《素问·气交变大论》

3. 太阴之复，饮发于中，咳喘有声，唾吐清液。《素问·至真要大论》

【按】湿为六淫之一，属于外邪；也有因饮啖瓜果生冷等湿自内生的，则称为内湿。所以湿邪发病比较多，其侵犯的途径也比较广。例如《内经》所说"伤于湿者，下先受之"，乃指居住潮湿所生的足跗浮肿证；所说"太阴所主"的一系列疾患，均系脾受湿困的现象，病在于中焦。

湿为阴邪，与寒邪的性质相近，故寒湿极易结合；但亦能和热邪结合而成湿热证，往往出现种种矛盾症状，治疗亦较困难。此外，也能和风、暑等结合为风湿、暑湿等，故在临床上可以经常看到湿证。有很多功能障碍的病症是因于湿邪所致，通过辨证处理后，能使病情获得相应的缓解，这在我们过去未学中医时是不够理解的。由此我们体会钻研中医理论可以大大丰富西医学的内容，也是要形成一个新的医药学派所必不可少的。

湿聚不化，能变为水证和饮证，水证即肿胀一类，饮证即痰浊一类。《内经》上没有痰字，因而有人认为饮即是痰，但在目前辨证上痰和饮是有区别的，大概浓而浊者为痰，稀而清者为饮。《金匮要略》特别指出痰饮证，然仍偏重在饮，成为一个病名，似不必强予分析。在痰饮病中又有留饮、伏饮、流饮、悬饮、支饮等名目，很可能包括西医所说的慢性支气管炎、肺气肿、支气管哮喘、支气管扩张和胸膜炎等在内。

　　附带说明，本书不列燥病，因为《内经》关于燥邪发病，并末指出特殊症状；且《内经》所说的燥邪系指秋凉之气，不同于一般所说的干燥之燥。例如："清气大来，燥之胜也。"（《素问·至真要大论》）又如："金郁之发，大凉乃举，燥气以行，霸雾数起。"（《素问·六元正纪大论》）后人称这种时令之燥为秋燥，《温病条辨》内有专论，可以参考。

六、霍乱病类

概论

清气在阴，浊气在阳，营气顺脉，卫生逆行，清浊相干，乱于肠胃，则为霍乱。《灵枢·五乱》

湿霍乱证

1. 太阴所至，为中满，霍乱吐下。《素问·六元正纪大论》

2. 土郁之发，民病呕吐霍乱。《素问·六元正纪大论》

热霍乱证

不远热则热至，热至则身热，吐下霍乱。《素问·六元正纪大论》

［附］疫证

1. 五疫之至，皆相染易，无问大小，病状相似。不相染者，正气存内，邪不可干。《素问·刺法论》

2. 清生风少，肃杀于春，露霜复降，民病瘟疫早发，咽嗌乃干，四肢满，肢节皆痛。《素问·本病论》

【按】《内经》关于霍乱、时疫说得不够详尽，但应该指出，中医学在很早以前就将其认作传染病，而且注意到预防。特别是认为霍乱的病理在于"清浊相干，乱于肠胃"。我们体会中医所说的霍乱，主要是指因消化道功能紊乱而产生的严重吐泻症，亦即"挥霍撩乱"之意，和西医所说的霍乱含义不尽相同。但以临床症状而言，可以概括西医所指的霍乱、中毒性菌痢、食物中毒和较严重的急性胃肠炎等。从古代名医所记录的一些医案中，还可以看到因霍乱吐泻所引致的大量脱水、酸碱平衡失调、尿闭以及酸中毒等危重证候的记载。当然，前人限于条件，不可能将病理、生理说得很精确，我们也不必引证西医学过分地提高前人认识。这里借此说明中医在临床上所以取得一定的疗效，和辨证方面的正确性是分不开的，因而进一步中西医结合也是极其自然的事。

七、痉病类

概论

1. 诸痉项强，皆属于湿。《素问·至真要大论》

2. 诸暴强直，皆属于风。《素问·至真要大论》

3. 所谓强上引背者，阳气大上而争，故强上也。《素问·脉解》

4. 厥阴在泉，客胜则大关节不利，内为痉强拘瘛，外为不便。《素问·至真要大论》

太阳痉证

1. 太阳所至，为寝汗，痉。《素问·六元正纪大论》

2. 足太阳之筋，其病脊反折，项筋急，肩不举，腋支缺盆中纽痛，不可左右摇。治在燔针劫刺，以知为数，以痛为腧。《灵枢·经筋》

3. 风痉身反折，先取足太阳及腘中及血络出血；中有寒，取三里。《灵枢·热病》

少阴痉证

1. 足少阴之筋，其病主痫瘛及痉，在外者不能俯，在内者不能仰，故阳病者，腰反折不能俯；阴病者，不能仰。治

在燔针劫刺，以知为数，以痛为腧；在内者，熨引饮药。《灵枢·经筋》

2.肺移热于肾，传为柔痓。《素问·气厥论》

督脉痉证

督脉为病，脊强反折。《素问·骨空论》

[附] 瘛疭证 ①

1.诸热瞀瘛，皆属于火。《素问·至真要大论》

2.心脉急甚，脾脉急甚，为瘛疭。《灵枢·邪气脏腑病形》

3.肝脉微涩，为瘛挛筋痹。《灵枢·邪气脏腑病形》

4.脾病者，善瘛，脚下痛。《素问·脏气法时论》

5.肾传之心，病筋脉相引而急，病名曰瘛。当此之时，可灸可药；弗治，满十日，法当死。《素问·玉机真脏论》

拘挛证

1.虚邪之中人也，洒淅动形，起毫毛而发腠里，搏于筋，则为筋挛。《灵枢·刺节真邪》

2.邪客于足太阳之络，令人拘挛背急，引胁而痛。刺之从项始，数脊椎挟脊，疾按之应手如痛，刺之旁有三痏，立已。《素问·缪刺论》

伛偻 ② 证

阳气者，精则养神，柔则养筋。开阖不得，寒气从之，乃

---

① 瘛疭：瘛是筋脉拘急，疭是筋脉弛张。瘛疭就是筋脉抽动，俗称抽风的现象。

② 伛偻：即曲背。

生大偻。《素问·生气通天论》

【按】痉病是一种综合征群，其主要症状为项强、口噤、手足搐搦、角弓反张等。原因可分两种，一种由风、寒、湿邪外因引起，另一种由失血、津液枯燥引起，但都与筋脉有密切关系。《内经》所说"皆属于风""皆属于湿"，又分太阳、少阴、督脉等症，便是区别的关键所在。这种病在临床上比较严重，后人有更多的阐发，我们认为可以概括西医各种病因所致的脑炎和脑膜炎。

关于筋脉疾患还有瘛疭和拘挛等，这些病的产生亦分内因和外因。大概由于外因者其发急，由于内因者多为病情变化或治疗失当，与痉病的病理相同，因附于后。

八、疟疾类

概论

1. 夫痎疟①皆生于风。《素问·疟论》

2. 夏伤于暑，秋为痎疟。《素问·生气通天论》

3. 夫风之与疟也，相似同类，而风独常在，疟得有时而休者，风气留其处，故常在，疟气随经络沉以内薄，故卫气应乃作。《素问·疟论》

4. 疟先寒而后热者，夏伤于大暑，其汗大出，腠理开发，因遇夏气凄沧之水寒，藏于腠理皮肤之中，秋伤于风，则病成矣。《素问·疟论》

5. 疟之始发也，先起于毫毛，伸欠乃作，寒栗鼓颔，腰脊俱痛；寒去则内外皆热，头痛如破，渴欲冷饮。阴阳上下交争，虚实更作，阴阳相移也。阳并于阴，则阴实而阳虚，阳明虚则寒栗鼓颔也，巨阳虚则腰背头项痛，三阳俱虚则阴气胜，阴气胜则骨寒而痛，寒生于内，故中外皆寒。阳盛则外热，阴虚则内热，外内皆热则喘而渴，故欲冷饮也。《素问·疟论》

6. 夫疟之始发也，阳气并于阴，当是之时，阳虚而阴盛，外无气，故先寒栗也。阴气逆极则复出之阳，阳与阴复并于外，则阴虚而阳实，故先热而渴。《素问·疟论》

---

① 痎疟是疟疾的总称。痎的意义，或说是发于夜间者，或说是经久不愈的老疟。

7. 疟气者，必更盛更虚。当气之所在也，病在阳，则热而脉躁；在阴，则寒而脉静；极则阴阳俱衰，卫气相离，故病得休；卫气集，则复病也。《素问·疟论》

8. 病之发也，如火之热，如风雨不可当也，故经言曰：方其盛时必毁。《素问·疟论》

9. 夫疟气者，并于阳则阳胜，并于阴则阴胜；阴胜则寒，阳胜则热。疟者，风寒之气不常也，病极则复至。《素问·疟论》

10. 疟者，阴阳更胜也，或甚或不甚，故或渴或不渴。《素问·疟论》

11. 以秋病者寒甚，以冬病者寒不甚，以春病者恶风，以夏病者多汗。《素问·疟论》

12. 夫疟之未发也，阴未并阳，阳未并阴，因而调之，真气得安，邪气乃亡。《素问·疟论》

13. 夫有余者泻之，不足者补之。今热为有余，寒为不足。夫疟者之寒，汤火不能温也，及其热，冰水不能寒也；此皆有余不足之类，当此之时，良工不能止，必须其自衰，乃刺之。经言：无刺熇熇之热，无刺浑浑之脉，无刺漉漉之汗，故为其病逆，未可治也。《素问·疟论》

单日疟证

1. 夏伤于暑，热气盛，藏于皮肤之内，肠胃之外，此营气之所舍也。此令人汗空疏，腠理开，因得秋气，汗出遇风，及得之以浴，水气舍于皮肤之内，与卫气并居。卫气者，昼日行

于阳，夜行于阴，此气得阳而外出，得阴而内薄，内外相薄，是以日作。《素问·疟论》

2. 邪气客于风府，循膂而下；卫气一日一夜大会于风府，其明日日下一节，故其作也晏，此先客于脊背也。每至于风府则腠理开，腠理开则邪气入，邪气入则病作，以此日作稍益晏也。其出于风府，日下一节，二十五日下至骶骨；二十六日入于脊内，注于伏膂之脉；其气上行，九日出于缺盆之中，其气日高，故作日益早也。《素问·疟论》

3. 疟渴而日作，取手阳明。《灵枢·杂病论》

间日疟证

1. 间日发者，由邪气内薄于五脏，横连募原也。其道远，其气深，其行迟，不能与卫气俱行，不得皆出，故间日乃作也。《素问·疟论》

2. 疟不渴，间日而作，刺足太阳；渴而间日作，刺足少阳。《素问·刺疟》

3. 疟不渴，间日而作，取足阳明。《灵枢·杂病》

三日疟证

时有间二日或至数日发，其间日者，邪气与卫气客于六腑，而有时相失，不能相得，故休数日乃作也。《素问·疟论》

风疟证

1. 秋善病风疟。《素问·金匮真言论》

2. 夏暑汗不出者，秋成风疟。《素问·金匮真言论》

3. 魄汗未尽，形弱而气烁，穴俞以闭，发为风疟。《素问·生气通天论》

4. 风疟，疟发则汗出恶风，刺三阳经背俞之血者。《素问·刺疟》

寒疟证

夫寒者，阴气也，风者，阳气也，先伤于寒而后伤于风，故先寒而后热也，病以时作，名曰寒疟。《素问·疟论》

温疟证

1. 先伤于风，而后伤于寒，故先热而后寒也，亦以时作，名曰温疟。《素问·疟论》

2. 火郁之发，民病温疟。《素问·六元正纪大论》

3. 温疟者，得之冬中于风，寒气藏于骨髓之中，至春则阳气大发，邪气不能自出，因遇大暑，脑髓烁，肌肉消，腠理发泄，或有所用力，邪气与汗皆出。此病藏于肾，其气先从内出之于外也。如是者，阴虚而阳盛，阳盛则热矣；衰则气复反入，入则阳虚，阳虚则寒矣。故先热而后寒，名曰温疟。《素问·疟论》

4. 温疟汗不出，为五十九刺。《素问·刺疟》

瘅疟证

1. 但热而不寒者，阴气先绝，阳气独发，则少气烦冤，手

足热而欲呕，名曰瘅疟。《素问·疟论》

2. 瘅疟者，肺素有热，气盛于身，厥逆上冲，中气实而不外泄，因有所用力，腠理开，风寒舍于皮肤之内、分肉之间而发，发则阳气盛，阳气盛而不衰则病矣；其气不及于阴，故但热而不寒，气内藏于心，而外舍于分肉之间，令人消烁肌肉，故命曰瘅疟。《素问·疟论》

肺疟证

1. 肺疟者，令人心寒，寒甚热，热间善惊，如有所见者，刺手太阴、阳明。《素问·刺疟》

2. 岁火太过，炎暑流行，金肺受邪，民病疟。《素问·气交变大论》

心疟证

心疟者，令人烦心甚，欲得清水，反寒多，不甚热，刺手少阴。《素问·刺疟》

肝疟症（足厥阴疟）

1. 肝疟者，令人色苍苍然，太息，其状若死者，刺足厥阴见血。《素问·刺疟》

2. 足厥阴之疟，令人腰痛，少腹满，小便不利，如癃状，非癃也，数便，意恐惧，气不足，腹中悒悒，刺足厥阴。《素问·刺疟》

脾疟证（足太阴疟）

1. 脾疟者，令人寒，腹中痛，热则肠中鸣，鸣已汗出，刺足太阴。《素问·刺疟》

2. 足太阴之疟，令人不乐，好太息，不嗜食，多寒热汗出，病至则善呕，呕已乃衰，即取之。《素问·刺疟》

肾疟证（足少阴疟）

1. 肾疟者，令人洒洒然，腰脊痛宛转，大便难，目眴眴然，手足寒，刺足太阳、少阴。《素问·刺疟》

2. 足少阴之疟，令人呕吐甚，多寒热，热多寒少，欲闭户牖而处，其病难已。《素问·刺疟》

胃疟证（足阳明疟）

1. 胃疟者，令人且病也，善饥而不能食，食而支满腹大，刺足阳明、太阴横脉出血。《素问·刺疟》

2. 足阳明之疟，令人先寒洒淅，洒淅寒甚，久乃然，热去汗出，喜见日月光火气乃快然，刺足阳明跗上。《素问·刺疟》

足太阳疟证

足太阳之疟，令人腰痛头痛，寒从背起，先寒后热，熇熇喝喝然，热止汗出，难已，刺郄中出血。《刺问·刺疟》

足少阳疟证

1. 足少阳之疟，令人身体懈㑊，寒不甚，热不甚，恶见人，

见人心惕惕然，热多汗出甚，刺足少阳。《素问·刺疟》

2.胆所生病者，汗出振寒，疟。《灵枢·经脉》

【按】中西医认识疟疾的历史都是比较久远的，在意大利民间早有传说，叫作"恶气"，但全面而有系统地论述疟疾病因、发病机制，以及证候分型，当以我国《内经》占先。

前人以疟疾属于外感范围，故有"疟疾皆生于风"和"夏伤于暑，秋为痎疟"等的说法。然在辨证方面明确地指出了风病和疟疾的异同，如说："风之与疟，相似同类，而风独常在，疟得有时而休者，风气留其处，故常在，疟气随经络沉以内薄，故卫气应乃作。"同时对症状的描述："疟之始发也，先起于毫毛，伸欠乃作，寒粟鼓颔，腰背俱痛；寒去则内外皆热，头痛如破，渴欲冷饮。"可以说非常细致。从这一点来看，《内经》的疟疾分型，是经过长期观察，抓住了共同点，也抓住了各个特征，尤其是通过临床实践而决定的。

但是，我们可以这样说，在许多不同型的疟疾里，有些是真性疟疾，有些是假性疟疾。主要是前人仅认识到疟疾的特点为应时而作，不可能发现疟原虫，也就不可避免将类似疟疾的寒热往来症归入疟疾一类。由于未看到疟原虫的繁殖，认为疟疾多由外邪引起，阴阳交争，是极其自然的事。然而在见到疟原虫的今天，依据《内经》理论和针灸疗法，仍能收到相当疗效，这确有值得研究的地方。关于这一观点，秦老师在《金匮要略简释》内也曾提到，他说："《金匮》所说的疟疾不完全是真性疟疾，包括类似的假性疟疾在内。近人引疟原虫来解释古书，而不把真性疟和假性疟分清，不但有时用一般成方治真性疟无效，并且也会使用真性疟的方剂来治疗假性疟疾，与辨证论治显然有距离。"又说"《金匮》治真性疟的方剂可能是蜀漆散和牡蛎汤，而疟母一症实为真性疟的后果。但蜀漆虽为抗疟专药，并非直接杀灭原虫，主要是帮助机体本能来进行围剿，从而得到消灭病原。中医治疟疾、痢疾以及血吸虫病等大都如此，最显著的针灸不用药物来截疟，同样收到效果，实为值得研究的问题。"

　　毫无疑问，前人诊治疟疾有其一定经验。后来逐渐提高，有更多足以吸收的地方，例如，疟母即脾脏肿大，能用药物消除；疟后经常复发，面黄肌瘦，羸弱气怯，俗称疟痨，投一般止疟药不起作用，用补气补血佐以祛邪，有立竿见影之效。

九、寒热病类

概论

1.因于露风，乃生寒热。《素问·生气通天论》

2.风成为寒热。《素问·脉要精微论》

3.脉沉细数散者，寒热也。《素问·脉要精微论》

4.寸口脉沉而弱，曰寒热；沉而喘，曰寒热。《素问·平人气象论》

5.脾脉小甚为寒热。《灵枢·邪气脏腑病形》

6.尺肤炬然先热后寒者，寒热也；尺肤先寒，久大之而热者，亦寒热也。《灵枢·论疾诊尺》

太阳寒热证

1.三阳为病，发寒热。《素问·阴阳别论》

2.风气藏于皮肤之间，内不得通，外不得泄。风者，善行而数变，腠理开则洒然寒，闭则热而闷，其寒也则衰食饮，其热也则消肌肉，故使人怢栗而不能食，名曰寒热。《素问·风论》

3.皮寒热者，不可附席，毛发焦，鼻槁腊，不得汗，取三阳之络，以补手太阴。肌寒热者，肌痛，毛发焦而唇槁腊，不得汗，取三阳于下，以去其血者，补足太阴以出其汗。《灵

枢·寒热病》

肺寒热证

1.肺脉微急为肺寒热，怠惰，咳唾血，引腰背胸，若鼻瘜肉不通。《灵枢·邪气脏腑病形》

2.邪在肺，则病皮肤痛，寒热，上气喘，汗出，咳动肩背。取之膺中外腧，背三节五脏之傍，以手疾按之快然，乃刺之，取之缺盆中以越之。《灵枢·五邪》

3.肾因传之心，心即复反传而行之肺，发寒热，法当三岁死。《素问·玉机真脏论》

虚寒热证

1.人身非常温也，非常热也，为之热而烦满者，阴气少而阳气盛，故热而烦满也。人身非衣寒也，中非有寒气也，寒从中生者，是人多痹气也，阳气少，阴气多，故身寒如从水中出。《素问·逆调论》

2.小骨弱肉者，善病寒热。《灵枢·五变》

外热内寒、外寒内热证

阳盛生外热者，上焦不通利，则皮肤致密，腠理闭塞，玄府不通，卫气不得泄越，故外热。阴盛生内寒者，厥气上逆，寒气积于胸中而不泻，不泻则温气去，寒独留，则血凝泣，凝则脉不通，其脉盛大以涩，故中寒。阳虚则外寒者，阳受气于上焦，以温皮肤分肉之间，今寒气在外，则上焦不通，上焦不通，则寒气独留于外，故寒栗。阴虚生内热者，有所劳倦，形气衰少，谷气不盛，上焦不行，下脘不通，胃气热，热气熏中，故内热。《素问·调经论》

上寒下热、上热下寒证

上寒下热，先刺其项太阳，久留之，已刺则熨项与肩胛，令热下合乃止，此所谓推而上之者也。上热下寒，视其虚脉而陷之于经络者取之，气下乃止，此所谓引而下之者也。《灵枢·刺节真邪》

振寒证[①]

1. 人之振寒者，寒气客于皮肤，阴气盛，阳气虚，故为振寒寒栗。补诸阳。《灵枢·口问》

2. 振寒洒洒鼓颔，不得汗出，腹胀烦悗，取手太阴。《灵枢·寒热病》

伏阳证[②]

少阳未得升天，民病伏阳而内生烦热，心神惊骇，寒热间争。《素问·本病论》

逆证

1. 寒热夺形，脉坚搏，是谓逆也。《灵枢·五禁》

2. 安卧脱肉者，寒热不治。《灵枢·论疾诊尺》

---

① 振寒系恶寒而有战栗鼓颔现象。
② 伏阳指邪热内蕴，身热阵作，烦躁不安。

3.诊寒热，赤脉上下至瞳子，见一脉，一岁死；见一脉半，一岁半死；见二脉，二岁死；见二脉半，二岁半死，见三脉，三岁死。《灵枢·论疾诊尺》

【按】寒热是一个常见症状。《内经》作者观察到寒热证同中有异，分析为寒和热并作，或但有凛寒，或热郁于内，或外寒内热，外热内寒，或上寒下热，上热下寒，从而探求其病因，有属于外感实证，有属于内伤虚证，并在内伤中分别阴虚和阳虚。在《内经》思想指导下，后来对于寒热的治法，就有汗法、温法、清法、升阳散火法、滋阴退蒸法、甘温除热法、引火归原法等，相当复杂和细致。秦老师在《中医的种种退热治法》一文中指出："中西医的退热方法各有所长，但中医的方法比较多；使用同样的方法时，中医方剂的作用也比较全面。例如，发汗退热，在西医临床应用范围较小，常用于一般的伤风感冒，对其他高热疾病偶尔用作减轻症状的办法，于病程无大影响；而中医的应用范围甚广，不仅能改善症状，并且可以缩短疗程，不作为一般高热的姑息疗法。其次，发热的后期病人多数体力衰弱，中西医均采取支持疗法，但中医扶元中兼有治本作用，能使维持体力的同时病理上也得到好转"云云。我们引此，不是说中医治疗寒热没有缺点，而是说明在《内经》的启发下，中医的治疗方法不断发展，退热便是一个例子。我们应该在这些优越性方面吸取经验，进行研究。

十、气病类

概论

1.百病生于气也。怒则气上，喜则气缓，悲则气消，恐则气下，寒则气收，炅则气泄，惊则气乱，劳则气耗，思则气结。《素问·举痛论》

2.离绝菀结，忧恐喜怒，五脏空虚，血气离守。《素问·疏五过论》

3.暴怒伤阴，暴喜伤阳。《素问·疏五过论》

4.暴乐暴苦，始乐后苦，皆伤精气；精气竭绝，形体毁沮。《素问·疏五过论》

5.忧思伤心，忿怒伤肝。《灵枢·百病始生》

6.形乐志苦，病生于脉，治之以灸刺；形苦志乐，病生于筋，治之以熨引；形乐志乐，病生于肉，治之以针石；形苦志苦，病生于咽喝，治之以甘药；形数惊恐，筋脉不通，病生于不仁，治之以按摩醪药。《灵枢·九针论》

气郁证

1.心怵惕思虑则伤神，神伤则恐惧自失，破䐃脱肉。《灵枢·本神》

2.脾忧愁而不解则伤意，意伤则悗乱，四肢不举。《灵

枢·本神》

3.忧愁者，气闭塞而不行。《灵枢·本神》

4.思则心有所存，神有所归，正气留而不行，故气结矣。《素问·举痛论》

气逆证

1.肾盛怒而不止则伤志，志伤则善忘其前言，腰脊不可以俯仰屈伸。《灵枢·本神》

2.盛怒者，迷惑而不治。《灵枢·本神》

3.喜怒伤气。《素问·阴阳应象大论》

4.多阳者多喜，多阴者多怒。《灵枢·行针》

5.血并于上，气并于下，心烦惋善怒。血并于下，气并于上，乱而喜忘。《素问·调经论》

6.怒则气逆，甚则呕血及飧泄，故气上矣。《素问·举痛论》

7.怒而多言，刺足少阳。《灵枢·杂病》

气乱证

1.恐惧者，神荡惮而不收。《灵枢·本神》

2.恐惧而不解则伤精，精伤则骨酸痿厥，精时自下。《灵枢·本神》

3.恐则精却，却则上焦闭，闭则气还，还则下焦胀，故气不行矣。《素问·举痛论》

4.惊则心无所倚，神无所归，虑无所定，故气乱矣。《素

问·举痛论》

气消证

1. 肝悲哀动中则伤魂，魂伤则狂妄不精，不精则不正，当人阴缩而挛筋，两胁骨不举。《灵枢·本神》

2. 因悲哀动中者，竭绝而失生。《灵枢·本神》

3. 悲则心系急，肺布叶举，而上焦不通，营卫不散，热气在中，故气消矣。《素问·举痛论》

【按】西医不谈气，而中医极其重视气，在外因以风为百病之长，在内因便是百病皆生于气，还认为外因发病往往促使气血不和而引起复杂病变。中医所说的气病主要是指七情刺激引起的变化，故以六淫为外因，七情为内因，而西医以精神的变化由于外界刺激，属于外因，这在观点上是一个不同的地方。

我们学习中医理论后，通过临床实践，经常听到中医在病理上说气郁、气滞、气结、气逆、气阻等，病症上又有气中、气厥、气膈、气胀等名称，并看到治疗上用理气、疏气、提气、降气、益气等法则，收到满意的效果。所有这些，在没有学中医之前是较难理解的，但事实证明在某些疾病用了治气的方法，疗效确实比应用一般治法要高，因而进一步认识到中医治疗向来重视气，积累了丰富的经验，值得我们学习。问题在于气究竟是什么？中医文献里有些地方气似乎是代表一种能力，有些地方又似指一种物质，很难得到明确的定义。《内经知要浅解》里，秦老师曾经提出他个人的看法："前人把气和血对待，血是物质，气也应该是物质。气所生的作用，就是所谓能力。

中国古代惟物主义哲学都认为气血是最根本的原始物质，那么古人看到了有形的血，可能觉察还有充满在血液里的、最细微的、肉眼不能看到的一种物质，这种物质的作用，能改善血液的功能和帮助血液的正常流行，就称作气。如果气受到心理上、环境上的刺激，不论情志方面的喜、怒、悲、恐、惊、思，气候方面的寒、热，以及工作方面的劳、逸，都会影响到血。"书里还引证了《内经》所说的气病和后世所用的治血方法，说明气和血的密切关系，不能因为无形而看作是空虚的。我们认为这样说法比较切实，并且也容易理解。

七情引起的气病，究竟是内因还是外因？也是一个问题。我们初步体会，七情病是外在因素引起的精神刺激，可以说是外因，但与一般的外因发病又显然有所不同。临床证明，七情刺激的反映，对患者的体质和敏感及健康情况有密切关系；七情病过程的缓急，病理上并不一致，根据久暂来治疗，用药也有相当距离；尤其因素消失以后，病情未必见好，甚或还会发展。我们看中医临证时，或从因素治疗，如受惊用镇静剂；或结合内脏治疗，如发怒用平肝降火剂；或单纯治疗内脏，如忧思用健脾舒气剂等。诸如此类，说明中医认识到七情属于内因的一面，也认识到通过内因以后有不同的变化，必须依据具体情况处理。

中医治疗气病，有其独特的长处，以上是我们肤浅的体会。如何深入地加以提高和发扬，有待共同探讨。

十一、血证类

概论

1. 水火寒热持于气交而为病，民病血溢，血泄。《素问·六元正纪大论》

2. 心脉微涩为血溢。《灵枢·邪气脏腑病形》

3. 肺脉微滑为上下出血。《灵枢·邪气脏腑病形》

4. 阳络伤则血外溢，血外溢则衄血；阴络伤则血内溢，血内溢则后血。《灵枢·百病始生》

吐血证

1. 少阳司天，火淫所胜，民病咳唾血。《素问·至真要大论》

2. 少阴司天，热淫所胜，民病唾血，血泄，鼽衄。《素问·至真要大论》

3. 肺脉搏坚而长，当病唾血。《素问·脉要精微论》

4. 肺脉微急为肺寒热，怠惰，咳唾血。《灵枢·邪气脏腑病形》

呕血证

1. 怒则气逆，甚则呕血。《素问·举痛论》

2. 肺脉涩甚为呕血。《灵枢·邪气脏腑病形》

3. 太阳司天，寒淫所胜，民病厥心痛，呕血，血泄，鼽衄。《素问·至真要大论》

鼻衄证

1. 春气者，病在头，故春善病鼽衄。《素问·金匮真言论》

2. 暴瘅内逆，肝肺相搏，血溢鼻口，取天府。《灵枢·寒热病》

3. 卒然多食饮则肠满，起居不节，用力过度则络脉伤，阳络伤则血外溢，血外溢则衄血。《灵枢·百病始生》

4. 脾移热于肝，则为惊衄。《素问·气厥论》

5. 少阴所至，为悲妄衄蔑。《素问·六元正纪大论》

6. 衄而不止，衄血流，取足太阳；衄血，取手太阳，不已，刺腕骨下，不已，刺腘中出血。《灵枢·杂病》

7. 脉至而搏，血衄身热者，死。《素问·大奇论》

8. 衄而不止，脉大，逆也。《灵枢·玉版》

尿血证

1. 胞移热于膀胱，则癃，溺血。《素问·气厥论》

2. 悲哀太甚则胞络绝，胞络绝则阳气内动，发则心下崩，数溲血也。《素问·痿论》

3. 少阴涩则病积，溲血。《素问·四时刺逆从论》

便血证

1. 岁火太过，炎暑流行，民病血泄注下。《素问·气交变

大论》

2.岁金不及，炎火乃行，民病血便注下。《素问·气交变大论》

3.结阴者，便血一升，再结二升，三结三升。《素问·阴阳别论》

4.阴络伤则血内溢，血内溢则后血。《灵枢·百病始生》

［附］瘀血证

1.肝脉搏坚而长，色不青，当病坠若搏，因血在胁下，令人喘逆。《素问·脉要精微论》

2.血气未并，五脏安定，孙络水溢，则经有留血。《素问·调经论》

3.有人所堕坠，恶血留内，腹中满胀，不得前后，先饮利药，此上伤厥阴之脉，下伤少阴之络，刺足内踝之下，然骨之前血脉出血，刺足跗上动脉，不已，刺之毛上各一痏，见血立已，左刺右，右刺左。《素问·缪刺论》

【按】本篇所述血证以出血为限。中医以为出血症主要有三个因素：一为血得热而妄行，一为气逆迫血离经，一为气不摄血。《内经》中很早提出吐血、呕血、鼻血、尿血、便血等证候，原因亦不外此三项，但有的是指出血前或出血时症状，有的是指出血后症状，所以在脉象方面，或说滑，或说搏坚而长，或说微涩或涩甚，应当分清阶段。

中医治出血证，并不以止血为能事，例如缪仲淳有治血三要法："宜行血不宜止血。血不循经络者，气逆上壅也，行血令循经络，不止自止；止之则血凝，血凝必发热，胸胁痛，病日痼矣。宜补肝不宜伐肝。经云：五脏者，藏精气而不泻。肝主藏血，吐血者，肝失其职也，养肝则肝气平而血有所归，伐肝则肝气虚不能藏血，血愈不止矣。宜降气不宜降火。气有余便是火，气降则火降，火降则气不上升，血随气行，无溢出上窍之患矣。且降火必用寒凉之剂，反使胃气伤。胃气伤则脾不能统血，血愈不能归经矣。"这种观点，我们过去是茫然无知的，但其效能已确实为临床实践所验证。

十二、虚弱证类

概论

1. 邪之所在，皆为不足。故上气不足，脑为之不满，耳为之苦鸣，头为之苦倾，目为之眩。中气不足，溲便为之变，肠为之苦鸣。下气不足，则乃为痿厥心悗。《灵枢·口问》

2. 五脏主藏精者也，不可伤，伤则失守而阴虚，阴虚则无气，无气则死矣。《灵枢·本神》

3. 肝藏血，血舍魂，肝气虚则恐。脾藏营，营舍意，脾气虚则四肢不用，五脏不安。心藏脉，脉舍神，心气虚则悲。肺藏气，气舍魄，肺气虚则鼻塞不利，少气。肾藏精，精舍志，肾气虚则厥。《灵枢·本神》

4. 肝病者，虚则目䀮䀮无所见，耳无所闻，善恐，如人将捕之。心病者，虚则胸腹大，胁下与腰相引而痛。脾病者，虚则腹满肠鸣，飧泄食不化，肺病者，虚则少气，不能报息，耳聋嗌干。肾病者，虚则胸中痛，大腹小腹痛，清厥，意不乐。《素问·脏气法时论》

5. 手太阴虚则欠㰦，小便遗数，手少阴虚则不能言。手心主虚则为头强。手太阳虚则生疣，小者如指痂疥。手阳明虚则齿寒痹隔。手少阳虚则不收。足太阳虚则䯒衄。足少阳虚则痿躄，坐不能起。足阳明虚则足不收，胫枯。足太阴虚则鼓胀。

足少阴虚则腰痛。足厥阴虚则暴痒。任脉虚则痒搔。督脉虚则头重，高摇之。脾之大络虚则百节尽皆纵。《灵枢·经脉》

6. 五脏者，中之守也。中盛脏满，气胜伤恐者，声如从室中言，是中气之湿也；言而微，终日乃复言者，此夺气也；衣被不敛，言语善恶不避亲疏者，此神明之乱也；仓廪不藏者，是门户不要也；水泉不止者，是膀胱不藏也。得守者生，失守者死。夫五脏者，身之强也。头者，精明之府，头倾视深，精神将夺矣；背者，胸中之府，背曲肩随，府将坏矣；腰者，肾之府，转摇不能。肾将惫矣；膝者，筋之府，屈伸不能，行则偻俯，筋将惫矣；骨者，髓之府，不能久立，行则振掉，骨将惫矣。得强则生，失强则死。《素问·脉要精微论》

气虚证

1. 气脱者目不明。《灵枢·决气》

2. 少气，身漯漯也，言吸吸也，骨酸体重，懈惰不能动，补足少阴。《灵枢·癫狂》

3. 短气，息短不属，动作气索，补足少阴，去血络也。《灵枢·癫狂》

4. 气海不足，则气少不足以言。《素问·海论》

5. 肺病者；虚则少气，不能报息。《素问·脏气法时论》

6. 火郁之发，民病少气。《素问·六元正纪大论》

7. 人一呼脉一动，一吸脉一动，曰少气。《素问·平人气象论》

8. 脾脉搏坚而长，其色黄，当病少气。《素问·脉要精

微论》

血虚证

1. 血脱者，色白夭然不泽，其脉空虚。《灵枢·决气》

2. 血海不足，常想其身小，狭然不知其所病。《灵枢·海论》

3. 臂多青脉，曰脱血。《素问·平人气象论》

4. 安卧脉盛，谓之脱血。《素问·平人气象论》

5. 肾脉软而散者，当病少血。《素问·脉要精微论》

6. 脱血而脉实，难治。《素问·玉机真脏论》

津液虚证

1. 津脱者，腠理开，汗大泄。《灵枢·决气》

2. 液脱者，骨属屈伸不利，色夭，脑髓消，胫酸，耳数鸣。《灵枢·决气》

脑虚证

脑为髓之海。髓海不足，则脑转耳鸣，胫酸，眩冒，目无所见，懈怠安卧。《灵枢·海论》

善忘证

1. 上气不足，下气有余，肠胃实而心肺虚，虚则营卫留于下，久之不以时上，故善忘也。《灵枢·大惑论》

2. 血并于下，气并于上，乱而喜忘。《素问·调经论》

3. 秋刺经脉，血气上逆，令人善忘；冬刺肌肉，阳气竭绝，

令人善忘。《素问，四时刺逆从论》

多梦证

1. 少气之厥，令人妄梦，其极至迷。《素问·方盛衰论》

2. 肺气虚，则使人梦见白物，见人斩血借借，得其时则梦见兵战；肾气虚，则使人梦见舟船溺人，得其时则梦伏水中，若有畏恐；肝气虚，则梦见菌香生草，得其时则梦伏树下不敢起；心气虚，则梦救火阳物，得其时则梦燔灼；脾气虚，则梦饮食不足，得其时则梦筑垣盖屋。此皆五脏气虚，阳气有余，阴气不足。《素问·方盛衰论》

3. 厥气客于心，则梦见丘山烟火；客于肺，则梦飞扬，见金铁之奇物；客于肝，则梦山林树木；客于脾，则梦见丘陵大泽，坏屋风雨；客于肾，则梦临渊，没居水中；客于膀胱，则梦游行；客于胃，则梦饮食；客于大肠，则梦田野；客于小肠，则梦聚邑冲衢；客于胆，则梦斗讼自刭；客于阴器，则梦接内；客于项，则梦斩首；客于胫，则梦行走而不能前，及居深地窖苑中；客于股肱，则梦礼节拜起；客于胞膹，则梦溲便。凡此十五不足者，至而补之立已也。《灵枢·淫邪发梦》

解㑊证

1. 尺肉弱者，解㑊。《灵枢·论疾诊尺》

2. 尺脉缓涩，谓之解㑊。《素问·平人气象论》

3. 冬脉太过，令人解㑊，脊脉痛而少气不欲言。《素问·玉机真脏论》

体惰证（軃证）

1.身有所伤，血出多及中风寒，若有所堕坠，四肢懈惰不收，名曰体惰，取其小腹脐下三结交。三结交者，阳明、太阴也，脐下三寸关元也。《灵枢·寒热病》

2.人之軃者，胃不实则诸脉虚，诸脉虚则筋脉懈惰，筋脉懈惰则行阴用力，气不能复，故为軃。因其所在，补分肉间。《灵枢·口问》

【按】《内经》的虚弱证范围很广，包括气、血、精、神、津液等亏损现象，并极其注意亏损在那个方面，这对诊断有很大帮助。临床上对于这些复杂病症的处理，可分为如下十种方法。

（1）补肺阴：适应于肺津不足、肺痿、干咳等症。

（2）补肺气：适应于肺气虚或卫气不固、自汗、气喘等症。

（3）生胃津：适应于肠胃干燥、消渴、便秘等症。

（4）补肝血：适应于贫血、形瘦、头眩等症。

（5）补心神：适应于心血不足、心悸、失眠等症。

（6）补中气：适应于脾虚、久泻、困倦等症。

（7）补精关：适应于肾亏、遗精、滑泄等症。

（8）补脑髓：适应于脑鸣眩晕、髓枯胫酸等症。

（9）补肾阴：适应于肾水亏耗、腰酸、耳鸣等症。

（10）补肾阳：适应于命火衰微、形寒、肢冷等症。

当然，这是一些原则性的大法，具体应用并不那么简单，说明了《内经》所言"虚则补之"包括相当复杂的治法在内；

也说明了如果肤浅地认为那些中药是补药，不分脏腑，不辨性质地使用，是不会收到满意效果的。

　　虚弱证里也包括西医所说的神经衰弱症。神经衰弱的主要原因是大脑皮质过度疲劳而引起的功能不平衡，所以西医分为兴奋型、兴奋衰弱型和衰弱型等。我们体会中医对本病也并不简单地当作虚弱证治疗，而且治法要比西医多得多。主要是神经衰弱有其虚弱的一面，但出现的症状并不全是虚弱病象。如果因衰弱两字就当作虚弱证治疗，是不会收到良好效果的。比如我们在见习中看到这样一个病例：患者女性，四十多岁，主诉为头胀，失眠，心悸，食欲不振，胸闷太息，牵引两肋作痛，小便频促窘急，大便困难，工作易疲劳。一年多来，经过中西医诊治，均认为神经衰弱，服过镇静剂，补血药，还用人参粉等，效果不明显。观察其形体甚丰，言语有劲，脉象细弦，舌苔白腻而厚，并反复询问，知其头胀并不眩晕，睡眠不长不等于失眠，心悸多在急路之后亦与虚弱有别，因而认为肝气疏泄失职，可以影响小便频迫；肝病犯胃克脾而消化传导失常，也是极其自然的。于是决定从木旺克土，气滞湿阻治疗，用平胃散合温胆汤加减。三剂后，胸肋舒畅，头胀、心悸轻减，舌腻化薄，大便日行不畅，原方去苍术加香附、大腹皮，连服五剂，症状逐渐消失。

十三、咳嗽病类

概论

1. 岁金太过，燥气流行，甚则喘咳逆气。《素问·气交变大论》

2. 金郁之发，民病咳逆，心胁满。《素问·六地正纪大论》

3. 秋伤于湿，上逆而咳。《素问·生气通天论》

4. 秋伤于湿，冬生咳嗽。《素问·阴阳应象大论》

5. 岁火太过，炎暑流行，金肺受邪，民病少气咳喘。《素问·气交变大论》

6. 少阴司天，热淫所胜，民病咳喘。《素问·至真要大论》

7. 一阳发病，少气善咳。《素问·阴阳别论》

8. 咳嗽上气，厥在胸中，过在手阳明、太阴。《素问·五脏生成》

9. 五脏六腑皆令人咳，非独肺也。皮毛者，肺之合也；皮毛先受邪气，邪气以从其合也。其寒饮食入胃，从肺脉上至于肺则肺寒，肺寒则外内合，邪因而客之，则为肺咳。五脏各以其时受病，非其时各传以与之。此皆聚于胃，关于肺，使人多涕唾而面浮肿气逆也。《素问·咳论》

10. 五脏之久咳，乃移于六腑。《素问·咳论》

肺咳证

肺咳之状，咳而喘息有音，甚则唾血。《素问·咳论》

心咳证

心咳之状，咳则心痛，喉中介介如梗状，甚则咽肿喉痹。《素问·咳论》

肝咳证

肝咳之状，咳则两胁下痛，甚则不可以转，转则两胠下满。《素问·咳论》

脾咳证

脾咳之状，咳则右胁下痛，阴阴引肩背，甚则不可以动，动则咳剧。《素问·咳论》

肾咳证

肾咳之伏，咳则腰背相引而痛，甚则咳涎。《素问·咳论》

胃咳证

脾咳不已则胃受之。胃咳之状，咳而呕，呕甚则长虫出。《素问·咳论》

胆咳证

肝咳不已则胆受之。胆咳之状，咳呕胆汁。《素问·咳论》

大肠咳证

肺咳不已则大肠受之。大肠咳状，咳而遗矢。《素问·咳论》

小肠咳证

心咳不已则小肠受之。小肠咳状，咳而失气，气与咳俱失。《素问·咳论》

膀胱咳证

肾咳不已则膀胱受之。膀胱咳状，咳而遗溺。《素问·咳论》

三焦咳证

久咳不已则三焦受之。三焦咳状，咳而腹满，不欲食饮。《素问·咳论》

【按】咳嗽是呼吸系统疾患。《内经》分为五脏六腑之咳，是从兼症上加以区别，所以特别指出“此皆关于肺”作为提纲。但是我们决不能仅注意肺脏局部而忽视了这些兼症，并且有些咳嗽往往由内脏失去平衡而引起，例如心火偏旺、肝气冲逆、胃寒停饮等，均能发生咳嗽，故必须寻求主因，标本兼顾。例如有一病人咳嗽阵作，愈来愈繁剧，咳时小便不禁，根据肺为水之上源，膀胱为水之下流，用五苓散加党参，二剂即溺止咳稀。又如，另一患者久咳不停，咳时频转矢气，且欲大便，根据中气虚弱，土不生金，用补中益气汤加麦冬、五味子，一剂便见减轻。所以《内经》所说膀胱咳、大肠咳、小肠咳等，虽然没有指出具体治法，倘能深入领会与运用，在临床上是具有指导意义的。

十四、喘病类

概论

1. 诸痿喘呕，皆属于上。《素问·至真要大论》

2. 夜行则喘出于肾，淫气病肺；有所堕恐，喘出于肝，淫气害脾；有所惊恐，喘出于肺，淫气伤心；度水跌仆，喘出于肾与骨。当是之时，勇者气行则已，怯者则着而为病也。《素问·经脉别论》

实喘证

1. 清浊相干，气乱于肺，则俯仰喘喝，接手以呼。《灵枢·五乱》

2. 肺藏气，肺气实则喘喝，胸盈仰息。《灵枢·本神》

3. 肺病者，喘者鼻张。《灵枢·五阅五使》

4. 肺之壅，喘而两胠满。《素问·大奇论》

5. 邪在肺，则上气喘，汗出。《灵枢·五邪》

6. 气有余，则喘咳。《素问·调经论》

7. 气满胸中喘息，取足太阴大指之端去爪甲如韭叶，寒则留之，热则疾之，气下乃止。《灵枢·热病》

8. 阴争于内，阳扰于外，魄汗未藏，四逆而起，起则熏肺，使人喘鸣。《素问·阴阳别论》

9. 犯贼风虚邪者，阳受之；阳受之，则入六腑；入六腑，则身热不时卧，上为喘呼。《素问·太阴阳明论》

10. 邪客于手阳明之络，令人气满胸中，喘息而支胠胸中热。刺手大指次指爪甲上，去端如韭叶各一痏，左取右，右取左，如食顷已。《素问·缪刺论》

11. 不得卧，卧则喘者，是水气之客也。《素问·逆调论》

12. 喘咳者，是水气并阳明也。《素问·示从容论》

13. 肝脉搏坚而长，色不青，当病坠若搏，因血在胁下，令人喘逆。《素问·脉要精微论》

14. 乳子中风热，喘鸣肩息者，脉实大也，缓则生，急则死。《素问·通评虚实论》

虚喘证

1. 秋脉来毛而微，此谓不及，不及则令人喘，呼吸少气而咳。《素问·玉机真脏论》

2. 劳则喘息汗出，外内皆越，故气耗矣。《素问·举痛论》

3. 肾病者，腹大胫肿，喘咳身重，寝汗出，憎风。《素问·脏气法时论》

逆证

大骨枯槁，大肉陷下，胸中气满，喘息不便，其气动形，期六月死；真脏脉见，乃予之期日。大骨枯槁，大肉陷下，胸中气满，喘息不便，内痛引肩项，期一月死；真脏见，乃予之期日。大骨枯槁，大肉陷下，胸中气满，喘息不便，内痛引

肩项，身热脱肉破䐃，真脏见，十月之内死。《素问·玉机真脏论》

【按】喘病当分虚实，其特征是：实证气长有余，息粗声高，胸闷，惟以呼出为快，常兼身热、咳嗽等症；虚证气怯，息短声低，似乎不能接续，动作则加剧，兼有头汗、足冷等症。其发病原因，前者多属上焦，即《内经》所谓"肺痈""气乱于肺""气满胸中"；后者也有属于上焦的，但以下元为主，故《内经》于肺气虚外，又指出了肾病。因此，喘病可用上焦实或下元虚作为纲要，也就是中医常说的肺气不降或肾气不纳。

我们体会，喘是一个症状。中医所说上焦实喘，常在其他疾病中出现，如痰饮、肺痨，相近于西医慢性支气管炎、支气管扩张、肺结核之类，治疗时须辨症溯因，并不以降气为能事。值得注意的是下元虚喘，中医惯用温肾纳气，能使虚脱倾向的患者转危为安。我们曾治刘姓患者，患支气管哮喘十余年，体质虚羸，发时面色苍白，两目圆睁，肩息，气似不能接续，四肢厥冷，脉虚濡而沉，用麻黄素、氨茶碱等已渐失效。因其符合"肾不纳气"，给以八味肾气丸加补骨脂、沉香，四剂而症情缓解，这是在中医理论指导下的收获。

十五、失眠证类

概论

1. 阳气尽，阴气盛，则目瞑；阴气尽而阳气盛，则寤矣。《灵枢·口问》

2. 阴跷阳跷，阴阳相交，阳入阴，阴出阳，交于目锐眦，阳气盛则瞋目，阴气盛则瞑目。《灵枢·寒热病》

3. 壮者之气血盛，其肌肉滑，气道通，营卫之行不失其常，故昼精而夜瞑；老者之气血衰，其肌肉枯，气道涩，五脏之气相搏，其营气衰少而卫气内伐，故昼不精，夜不瞑。《灵枢·营卫生会》

4. 人有卧而有所不安者，脏有所伤，及精有所之寄则安，故人不能悬其病也。《素问·病能论》

5. 人之不得偃卧者，肺者脏之盖也，肺气盛则脉大，脉大则不得偃卧。《素问·病能论》

阴虚失眠证

1. 卫气不得入于阴，常留于阳，留于阳则阳气满，阳气满则阳跷盛，不得入于阴则阴气虚，故目不瞑矣。《灵枢·大惑论》

2. 卫气昼日行于阳，夜行于阴，常从足少阴之分间行于五脏六腑。今厥气客于五脏六腑，则卫气独卫其外，行于阳不得入于阴，行于阳则阳气盛，阳气盛则阳跷陷，不得入于阴，阴虚故目不瞑。补其不足，泻其有余，调其虚实，以通其道而去其邪，饮以半夏汤一剂，阴阳已通，其卧立至。故其病新发者，复杯则卧，汗出则已矣；久者三饮而已也。《灵枢·邪客》

胃不和失眠证

不得卧而息有音者，是阳明之逆也。足三阳者下行，今逆而上行，故息有音也。阳明者，胃脉也，胃者六腑之海，其气亦下行，阳明逆不得从其道，故不得卧也。下经曰：胃不和则卧不安。此之谓也。《素问·逆调论》

[附] 阳虚多寐证

1. 六十岁心气始衰，苦忧悲，血气懈惰，故好卧。《灵枢·天年》

2. 卫气留于阴，不得行于阳，留于阴则阴气盛，阴气盛则阴跷满，不得入于阳则阳气虚，故目闭也。《灵枢·大惑论》

湿重多寐证

1. 肠胃大则卫气留久，皮肤湿则分肉不解，其行迟。夫卫气者，昼日常行于阳，夜行于阴，故阳气尽则卧，阴气尽则寤。故肠胃大则卫气行留久，皮肤湿，分肉不解，则行迟，留于阴也久，其气不清，则欲瞑，故多卧矣。《灵枢·大惑论》

2. 邪气留于上焦，上焦闭而不通，已食若饮汤，卫气留久于阴而不行，故卒然多卧焉。《灵枢·大惑论》

【按】《内经》以阴跷、阳跷，阴阳二气相交，阳气盛则寤，阴气盛则寐，来解释睡眠的生理常态。故中医治疗失眠，一般多用滋阴、养血、安神，对神倦嗜卧又常用扶阳化湿法。然而其中有虚有实，便当补其不足，泻其有余；又必须观察其他脏气有无不平，加以调整。这样，"胃不和则卧不安"成为《内经》的名言，半夏秫米汤又为著名的方剂了。

十六、汗病类

概论

1. 阳加于阴，谓之汗。《素问·阴阳别论》

2. 血之与气，异名同类，故夺血者无汗，夺汗者无血。《灵枢·营卫生会》

3. 五脏化液，心为汗。《素问·宣明五气》

4. 阳气有余，为身热无汗；阴气有余，为多汗身寒。《素问·脉要精微论》

5. 天暑衣厚则腠理开，故汗出。《灵枢·五癃津液别》

6. 阴虚者阳必凑之，故少气时热而汗出也。《素问·评热病论》

7. 惊而夺精，汗出于心；持重远行，汗出于肾；疾走恐惧，汗出于肝；摇体劳苦，汗出于脾；饮食饱甚，汗出于胃。《素问·经脉别论》

多汗证

1. 尺涩脉滑，谓之多汗。《素问·平人气象论》

2. 肺脉缓甚为多汗。《灵枢·邪气脏腑病形》

3. 肺脉软而散者，当病灌汗。[①]《素问·脉要精微论》

---

① 灌汗：灌汗谓汗出如灌，形容汗多淋漓。

4.人有热饮食下胃，其气未定，汗则出，或出于面，或出于背，或出于身半，其不循卫气之道而出者，此外伤于风，内开腠理，毛蒸理泄，卫气走之，固不得循其道；此气慓悍滑疾，见开而出，故不得从其道，命曰漏泄。《灵枢·营卫生会》

5.津脱者，腠理开，汗大泄。《灵枢·决气》

盗汗证

1.肾病者，寝汗出，憎风。《素问·脏气法时论》

2.太阳所至为寝汗。《素问·六元正纪大论》

3.岁水太过，甚则寝汗出，憎风。《素问·气交变大论》

【按】《内经》分汗证为多汗、寝汗，后来称自汗、盗汗，并以自汗属阳虚，盗汗属阴虚。我们认为无论阴虚或阳虚，如果没有内热及虚火烦忧，不会迫使汗液分泌；换一句说，阴虚或阳虚出汗，必然还有另一因素。临床证明，阴虚多汗的患者常伴微热，或入夜升火，烦热汗出，所以《内经》说："阳加于阴谓之汗"，又说："阴虚者阳必凑之"。这里所说的阳，当是指内热、虚火一类，也是我们所谓另一因素。

中医对于汗证有深入研究，除全身汗出外，又分局部如头汗、胸汗、手足汗出、腰以上或腰以下汗出等，结合具体症状来诊断，都是极有意义的。

十七、癫狂痫病类

概论

1. 癫疾厥狂，久逆之所生也。《素问·通评虚实论》

2. 五邪所乱，邪入于阳则狂，搏阳则为癫疾。《素问·宣明五气》

3. 二阴二阳皆交至，病在肾，骂詈妄行，癫疾为狂。《素问·阴阳类论》

4. 太阳所谓甚则狂癫疾者，阳尽在上，而阴气从下，下虚上实，故狂癫疾也。《素问·脉解》

5. 衣被不敛，言语善恶不避亲疏者，此神明之乱也。《素问·脉要精微论》

阴癫证

1. 癫疾始生，先不乐，头重痛，视举目，赤甚作极，已而烦心。候之于颜，取手太阳、阳明、太阴，血变而止。《灵枢·癫狂》

2. 癫疾始作而引口啼呼喘悸者，候之手阳明、太阳，左强者攻其右，右强者攻其左，血变而止。《灵枢·癫狂》

3. 癫疾始作，先反僵，因而脊痛。候之足太阳、阳明、太阴，手太阳，血变而止。《灵枢·癫狂》

4.阳明之厥，则癫疾欲走呼，腹满不得卧，面赤而热，妄见而妄言。《素问·厥论》

5.肺脉急甚为癫疾。《灵枢·邪气脏腑病形》

6.治癫疾者，常与之居，察其所当取之处，病至视之，有过者泻之，置其血于瓠壶之中，至其发时，血独动矣。不动，灸穷骨二十壮。穷骨者，骶骨也。《灵枢·癫狂》

7.骨癫疾者，顑齿诸腧分肉皆满而骨居，汗出烦悗，呕多沃沫，气下泄不治；筋癫疾者，身倦挛急，大刺项大经之大杼脉，呕多沃沫，气下泄不治；脉癫疾者，暴仆，四肢之脉皆胀而纵，脉满，尽刺之出血，不满，灸之挟项太阳，灸带脉于腰相去三寸诸分肉本腧，呕多沃沫，气下泄不治。《灵枢·癫狂》

8.癫疾之脉，虚则可治，实则死。《素问·通评虚实论》

9.人生而有病癫疾者……名为胎病，此得之在母腹中时，其母有所大惊，气上而不下，精气并居，致令子发为癫疾也。《素问·奇病论》

阳狂证

1.狂始生，先自悲也，喜忘、苦怒、善恐者，得之忧饥。治之取手太阴、阳明，血变而止。《灵枢·癫狂》

2.狂始发，少卧不饥，自高贤也，自辩智也，自尊贵也，善骂詈，日夜不休。治之取手阳明、太阳、太阴，舌下少阴，视之盛者皆取之；不盛，释之也。《灵枢·癫狂》

3.狂言、惊、善笑、好歌乐、妄行不休者，得之大恐。治之取手阳明、太阳、太阴。《灵枢·癫狂》

4.狂、目妄见、耳妄闻、善呼者，少气之所生也。治之取手太阳、太阴、阳明、足太阴，头两颊。《灵枢·癫狂》

5.狂者多食，善见鬼神，善笑而不发于外者，得之有所大喜。治之取足太阴、太阳、阳明，后取手太阴、太阳、阳明。《灵枢·癫狂》

6.阴不胜其阳，此脉流薄疾，并乃狂。《素问·生气通天论》

7.血并于阴，气并于阳，故为惊狂。《素问·调经论》

8.肺喜乐无极则伤魄，魄伤则狂，狂者意不存人。《灵枢·本神》

9.诸躁狂越，皆属于火。《素问·至真要大论》

10.肝移寒于心，狂，隔中。《素问·气厥论》

11.阳何以使人狂？阳气者，因暴折而难决，故善怒也。治之夺其食即已。夫食入于阴，长气于阳，故夺其食即已。使之服以生铁洛为饮。夫生铁洛者，下气疾也。《素问·病能论》

惊痫证

1.二阴急为痫厥，二阳急为惊。《素问·大奇论》

2.脉至如数，使人暴惊。《素问·大奇论》

3.暴挛痫眩，足不任身，取天柱。《灵枢·寒热病》

4.少阳所至为惊躁，瞀昧暴病。《素问·六元正纪大论》

逆证

1.狂病初发，岁一发不治，月一发不治。《素问·长刺

节论》

2. 癫疾，疾发如狂者，死不治。《灵枢·癫狂》

【按】癫狂和痫均属精神神经病范畴，在文献方面以我国记载为最早，而且《内经》里已认识到"神明之乱"，并认为情志与本病有密切关系，可用针灸和药物治疗。若与欧洲医学相比，在中世纪时犹当作是魔鬼凭附所致，一直到十八世纪末才开始被认为是一种需要治疗的疾病，相差竟达二千年左右。

《内经》对癫狂证还特别提出在治疗过程中要常与患者同住在一起，观察病况，从而予以适当处理，并验血液的变化，作为针灸的标准。这种诊察的方法和技术，都是可贵的，值得我们注意。

痫证的叙述，《内经》比较简单，后世医家均有补充。如明代孙一奎说："夫痫，时发时止者是也。或因惊，或因恐而动其痰火。发则昏迷不知人，耳无所闻，目无所见，眩仆倒地，不省高下，甚而瘛疭抽掣，目作上视，或口眼歪斜，或口作六畜之声，将醒时必吐涎沫，彼癫狂皆无此症也。"这里应该郑重指出，中医的痫病，西医称作癫痫，但中医认为癫是癫，痫是痫，症状和治法各不相同。

十八、消渴病类

概论

1. 五脏皆柔弱者，善病消瘅①。消瘅就是内热而饮食不充肌肉。此人薄皮肤而且坚固以深者，长冲直扬，其心刚，刚则多怒，怒则气上逆，胸中蓄积，血气逆留，䐃皮充肌，血脉不行，转而为热，热则消肌肤，故为消瘅。《灵枢·五变》

2. 心脆则善病消瘅热中，肺脆、肝脆、脾脆、肾脆皆善病消瘅易伤。《灵枢·本脏》

3. 消瘅、仆击②，肥贵人则膏粱之疾也。《素问·通评虚实论》

4. 肥者令人内热，甘者令人中满，故其气上溢，转为消渴。《素问·奇病论》

上消证（鬲消、肺消）③

1. 心移热于肺，传为鬲消。《素问·气厥论》

2. 心脉微小为消瘅，肺脉微小为消瘅。《灵枢·邪气脏腑病形》

3. 心移寒于肺，肺消，肺消者饮一溲二，死不治。《素

---

① 消瘅：消指消瘦，瘅指内热。

② 仆击：指突然仆倒如击，即中风之类、肺消。

③ 鬲消：系热在膈上的消渴症，亦称肺瘅。

问·气厥论》

中消证（食亦[①]）

1. 瘅成为消中。《素问·脉要精微论》

2. 二阳结，谓之消。《素问·阴阳别论》

3. 胃中热则消谷，令人悬心善饥。《灵枢·师传》

4. 邪在脾胃，则病肌肉痛，阳气有余，阴气不足，则热中善饥。《灵枢·五邪》

5. 胃足阳明之脉，气盛则身以前皆热，其有余于胃，则消谷善饥，溺色黄。《灵枢·经脉》

6. 人之善饥而不嗜食者，精气并于脾，热气留于胃，胃热则消谷，谷消故善饥；胃气逆上则胃脘寒，故不嗜食也。《灵枢·大惑论》

7. 脾脉微小为消瘅。《灵枢·邪气脏腑病形》

8. 中热消瘅则便寒。《灵枢·师传》

9. 热中消中，不可服膏粱、芳草、石药，石药发癫，芳草发狂。《素问·腹中论》

10. 大肠移热于胃，善食而瘦，又谓之食亦。胃移热于胆，亦曰食亦。《素问·气厥论》

下消证

肝脉微小为消瘅，肾脉微小为消瘅。《灵枢·邪气脏腑病形》

---

① 食亦：亦或作㑊，指能食而消瘦，懈怠无力。

逆证

消瘅脉实大，病久可治；脉悬小坚，病久不可治。《素问·通评虚实论》

【按】一般认为中医所说的消渴病相当于西医所说的糖尿病，也有人认为可以概括尿崩症等在内。中医将消渴分为上消、中消和下消，糖尿病则属于下消的一种。当然，三消是指消渴病表现各种不同症状的发展阶段而言，在临床上有时不可能分得那么清楚，但是治法毕竟有差别，不能以西医的看法混为一谈。

就糖尿病而言，《内经》以膏粱、肥甘为致病因素，后来，《千金方》《外台秘要》等又认识到小便甜、易生痈疽等，这与西医学所说互为辉映，而中医文献记载却较他国为早。

至于消渴病的治疗，首先要明辨虚实寒热。根据本病的病机，大多有阴虚内热之象，故治疗的总则是：补肾水、泻心火、清肠胃燥热、益气生津为主。据此原则，在临床上用治糖尿病，每多获效。

目前对于尿崩症的治疗，尚缺乏经验，但根据症状体征，多数表现为脾肾虚弱，故宜先滋养肾阴、调和脾胃，适当地配合生津、固涩方法。我们曾治一浮肿、神疲、口大渴、溲频的尿崩症患者，尿量每日8000ml左右，尿比重为1.005。经上述法则治疗，不到两个月，尿量减至2800ml，尿比重也恢复正常（1.015），临床症状也基本缓解。这个病例的治法是根据消渴病的治疗法则结合具体病情而变化，从而使我们进一步体会到中医学辨证论治的重要性。

十九、噎膈病类

概论

1. 隔塞闭绝，上下不通，则暴忧之病也。《素问·通评虚实论》

2. 一阳发病，其传为隔。《素问·阴阳别论》

3. 三阳结，谓之隔。《素问·阴阳别论》

上膈证

气为上膈者，食饮入而还出。《灵枢·上膈》

膈中证

1. 肝移寒于心，狂，隔中。《素问·气厥论》

2. 饮食不下，膈塞不通，邪在胃脘。《灵枢·四时气》

3. 肝大则逼胃迫咽，迫咽则苦膈中，且胁下痛。《灵枢·本脏》

4. 胃脉沉鼓涩，胃外鼓大，皆鬲。《素问·大奇论》

5. 脾脉微急为膈中，食饮入而还出，后沃沫。《灵枢·邪气脏腑病形》

下膈证

虫为下膈。下膈者，食晬时乃出。《灵枢·上膈》

［附］关格证

1. 阴气太盛，则阳气不能荣也，故曰关。阳气太盛，则阴气弗能荣也，故曰格。阴阳俱盛，不得相荣，故曰关格。关格者，不得尽期而死也。《灵枢·脉度》

2. 反四时者，有余为精，不足为消；应太过，不足为精，应不足，有余为消；阴阳不相应，病名曰关格。《素问·脉要精微论》

【按】《内经》分噎膈为上膈、膈中、下膈，总的说来不离于胃。从膈的症状来看，"饮食不下"，"食饮入而还出"，和西医所说的食管肿瘤为相近，也可能包括部分胃的肿瘤和其他疾患。中医以风、痨、臌、膈并称，清代徐灵胎又说"噎膈症十死八九"，向来也认为难治。

中医认为噎膈的产生，七情内伤和酒色过度为两种主要因素，从而造成阴血匮乏，局部气结血瘀而致本病。初期偏于气结，以解郁润燥为主；后期为血结，津血两亏，当以去瘀破结，降逆和中，滋养阴血为法。近几年关于治疗噎膈症有一些零星的报道，大概亦不越上述法则。所选用的方剂则有旋覆代赭石汤、栝楼薤白散、半夏厚朴汤、启膈散、通幽汤等，取得一定的疗效。

我们体会中医对噎膈的发病，十分重视情志因素。而西医对于上消化道肿瘤的发病（尤其是食管肿瘤），比较偏重于局部机械和物理的刺激因素，如饮酒、喝烫茶、长期热饮刺激所致，关于这一点，中医也早有认识，《医碥》曾说"酒客多噎膈，饮热酒者尤多"，观点基本雷同。不过我们认为治疗噎膈病如果不重视调整情志因素，往往不能奏效。实际上我们在临床所见的噎膈患者，神情偏于抑郁的也比较多，开朗者绝少。中医重视情志因素，应该引起我们注意。

关格是两种症候的综合病症，在上饮食不能进为格，在下大小便不通利为关。《医彻》一书中曾指出本病是阴阳偏胜，也是阴阳离绝之象，阐发了《内经》不治的理由。

二十、呕吐哕病类

概论

1. 诸呕吐酸，暴注下迫，皆属于热。《素问·至真要大论》

2. 诸逆冲上，皆属于火。《素问·至真要大论》

3. 火郁之发，民病呕逆。《素问·六元正纪大论》

4. 谷入于胃，胃气上注于肺。今有故寒气与新谷气俱还入于胃，新故相乱，真邪相攻，气并相逆，复出于胃，故为哕。补手太阴，泻足少阴。《灵枢·口问》

5. 病深者，其声哕。《素问·宝命全形论》

6. 太阳之复，厥气上行，唾出清水，及为哕噫。《素问·至真要大论》

7. 少阴之复。燠热内作，外为哕噫。《素问·至真要大论》

8. 哕，以草刺鼻，嚏，嚏而已；无息而疾迎引之，立已；大惊之，亦可已。《灵枢·杂病论》

太阴呕吐证

太阴所谓食则呕者，物盛满而上溢，故呕也。《素问·脉解》

少阴呕吐证

少阴所谓呕、咳、上气喘者，阴气在下，阳气在上，诸阳

气浮，无所依从，故呕、咳、上气喘也。《素问·脉解》

厥阴呕吐证

1.厥阴所至。为胁痛呕泄。《素问·六元正纪大论》

2.肝所生病者，胸满呕逆。《灵枢·经脉》

3.肝脉缓甚为善呕。《灵枢·邪气脏腑病形》

阳明呕吐证

1.岁阳明在泉，燥淫所胜，民病喜呕，呕有苦，善太息，心胁痛，不能反侧。《素问·至真要大论》

2.寒气客于肠胃，厥逆上出，故痛而呕也。《素问·举痛论》

少阳呕吐证

1.少阳所至为呕涌。《素问·六元正纪大论》

2.胆病者，善太息，口苦，呕宿汁。《灵枢·邪气脏腑病形》

3.善呕，呕有苦，长太息，心中憺憺恐人将捕之，邪在胆，逆在胃，胆液泄则口苦，胃气逆则呕苦，故曰呕胆。取三里以下，胃气逆则刺少阳血络以闭胆逆，却调其虚实，以去其邪。《灵枢·四时气》

肺哕证

肺主为哕，取手太阴、足少阴。《灵枢·口问》

心哕证

心脉小甚为善哕。《灵枢·邪气脏腑病形》

胃哕证

1. 胃为气逆，为哕。《素问·宣明五气》
2. 阳明之复，呕苦咳哕烦心。《素问·至真要大论》

逆证

1. 热病汗不出，大颧发赤，哕者死。《灵枢·热病》
2. 若有七诊之病，其脉候亦败者，死矣，必发哕噫。《素问·三部九候论》

【按】金代李东垣曾经这样说过："呕吐哕皆属脾胃虚弱，或寒热所侵，或饮食所伤，致气上逆而食不得下。"我们认为这几句话足以概括呕吐哕的发病因素。证以《内经》所述主要原因不外寒和热，故在治疗上必须分别处置。

《内经》所说哕证似指呃逆，与一般干呕不同，故有用草刺鼻取嚏方法。西医以呃逆由于横膈膜痉挛，中医则认为由于气逆，治疗以理气和胃、降逆平呃为主，再结合寒热虚实等因素随症加减。几年前曾诊治一顽固呃逆男性患者，呃声虽低微而连续个断，艰于主诉。察其形体较为羸瘦，面少华色。病期已近一月，询得病之由，在发病前曾食凉菜数盘，初觉脘腹微痞不适，继即呃逆连声不止。大便微溏，舌质淡苔薄，脉象虚迟，诊为寒滞所致。予丁香散加减（丁香、柿蒂、党参、云苓、陈皮、炙甘草、蔻仁、良姜），竟投剂而愈。

　　暴病的呃逆，一般较易见效，故中医向来认为久病、虚证及老年人见之为逆，因为是胃气衰败的证象。《内经》以哕为上中焦病，曾说："汗不出，大颧发赤，哕者死。"当即此意。

二十一、痢疾类

概论

1. 食饮不节，起居不时者，阴受之。阴受之则入五脏；入五脏则满闭塞，下为飧泄，久为肠澼肠澼为痢疾的古称，后来亦称滞下《素问·太阴阳明》

2. 三阳者，至阳也。并于阴，则上下无常，薄为肠澼。《素问·著至教论》

3. 肾所生病者，肠澼。《灵枢·经脉》

4. 脾脉外鼓，沉为肠澼，久自已；肝脉小缓为肠澼，易治。《素问·大奇论》

赤痢证

1. 少阴之胜，腹满痛，溏泄，传为赤沃。《素问·至真要大论》

2. 心肝澼亦下血，二脏同病者可治。《素问·大奇论》

3. 肠澼下脓血，脉悬绝则死，滑大则生。《素问·通评虚实论》

白痢证

肠澼下白沫，脉沉则生，脉浮则死。《素问·通评虚实论》

赤白痢证

1. 太阳司天，风湿交争，民病注下赤白。《素问·六元正纪大论》

2. 少阳司天，火淫所胜，民病泄注赤白。《素问·至真要大论》

3. 岁少阳在泉，火淫所胜，民病注泄赤白，少腹痛，溺赤。《素问·至真要大论》

4. 少阳之胜，暴热消烁，少腹痛，下沃赤白。《素问·至真要大论》

5. 厥阴之胜，少腹痛，注下赤白。《素问·至真要大论》

逆证

1. 阴阳虚，肠澼死。《素问·阴阳别论》

2. 肠澼便血，身热则死。《素问·通评虚实论》

3. 肠澼之属，身不热，脉不悬绝，滑大者曰生，悬涩者曰死。《素问·通评虚实论》

4. 肾移热于脾，传为虚肠澼，死不可治。《素问·气厥论》

5. 肾脉小搏，沉为肠澼下血，血温身热者死。《素问·大奇论》

6. 心肝脉小沉涩为肠澼，其身热者死，热见七日死。《素问·大奇论》

【按】《内经》指出痢疾的病因，一种由于饮食不节，一种由于时邪感染；在症候方面，指出一种是下白沫，一种是下脓血，也有赤白兼见的。当然限于当时的具体条件，还不可能发现病原体，但从病因和症状的特点来看，古代所说的痢疾主要是指的细菌性痢疾，当然也可能包括阿米巴痢疾在内。特别是关于逆证的描述，提出身热、脉涩小搏、阴阳虚等，对预后有相当重要的意义。我们在临床上曾治过不少菌痢，一般脉象滑数或弦数的，泻次虽多，亦不为虚；相反，有少数患者脉涩小弱，阳虚畏寒或阴虚液脱，泻次虽不多，治疗亦较棘手，足证《内经》所述的正确性。

二十二、泄泻病类

概论

1. 诸厥固泄，皆属于下。《素问·至真要大论》

2. 暴注下迫，皆属于热。《素问·至真要大论》

3. 胃脉虚则泄。《素问·脉要精微论》

4. 大肠病者，肠中切痛而鸣濯濯，冬日重感于寒即泄，当脐而痛。《灵枢·邪气脏腑病形》

5. 少阳所至为暴注。《素问·六元正纪大论》

6. 一阳发病，少气，善咳，善泄。《素问·阴阳别论》

7. 土郁之发，民病心腹胀，肠鸣而为数后。《素问·六元正纪大论》

8. 阳明在泉，客胜则清气动下，少腹坚满而数便泻。《素问·至真要大论》

9. 阳明之复，清气大举，甚则心痛痞满，腹胀而泄。《素问·至真要大论》

10. 尺肤寒，其脉小者，泄，少气。《灵枢·论疾诊尺》

11. 先病而后泄者治其本，先泄而后生他病者治其本。《素问·标本病传论》

濡泄证

1. 湿胜则濡泻。《素问·阴阳应象大论》

2. 太阳之胜，寒入下焦，传为濡泻。《素问·至真要大论》

3. 太阴之胜，湿化乃见，善注泄。《素问·至真要大论》

4. 岁水不及，湿乃大行，民病腹满，身重，濡泄。《素问·气交变大论》

溏泄证（鹜溏）①

1. 岁木不及，燥乃大行，民病中清，胠胁痛，少腹痛，肠鸣溏泄。《素问·气交变大论》

2. 阳明之胜，清发于中，左胠胁痛，溏泄。《素问·至真要大论》

3. 阳明在泉，主胜则腰重腹痛，少腹生寒，下为鹜溏。《素问·至真要大论》

4. 脐以上皮热，肠中热，则出黄如糜。《灵枢·师传》

飧泄证②

1. 春伤于风，夏生飧泄。《素问·阴阳应象大论》

2. 久风入中，则为肠风飧泄。《素问·风论》

3. 久风为飧泄。《素问·脉要精微论》

4. 食饮不节，起居不时者，阴受之。阴受之则入五脏；入五脏则䐜满闭塞，下为飧泄。《素问·太阴阳明论》

---

① 鹜溏：指大便溏薄如水鸭之粪。

② 飧泄：飧音孙，前人用水浇饭称做飧，飧泄即水谷水化的意思。

5. 虚邪之中人也，留而不去，传舍于肠胃。在肠胃之时，贲响腹胀，多寒则肠鸣飧泄，食不化。《灵枢·百病始生》

6. 脐以下皮寒，肠中寒，则肠鸣飧泄。《灵枢·师传》

7. 寒气生浊，热气生清，清气在下，则生飧泄。《素问·阴阳应象大论》

8. 脾病者，虚则腹满肠鸣，飧泄，食不化。《素问·脏气法时论》

9. 怒则气逆，甚则飧泄。《素问·举痛论》

10. 志有余则腹胀飧泄。《素问·调经论》

11. 岁木太过，风气流行，脾土受邪，民病飧泄食减，体重烦冤，肠鸣，腹支满。《素问·气交变大论》

12. 飧泄取三阴。《灵枢·九针十二原》

洞泄证①

1. 春伤于风，邪气留连，乃为洞泄。《素问·生气通天论》

2. 肾脉小甚为洞泄。《灵枢·邪气脏腑病形》

逆证

1. 病泄脉洪大，是逆也。《灵枢·五禁》

2. 泄而脉大，难治。《素问·玉机真脏论》

3. 飧泄脉小者，手足寒，难已；手足温，泄易已。《灵枢·论疾诊尺》

4. 腹鸣而满，四肢清，泄，脉大，是逆也，不过十五日而

---

① 洞泄：是水泻没有关阑的意思。

死矣。《灵枢·玉版》

［附］便秘证（虑瘕）①

1. 太阳所至为禁止。《素问·六元正纪》

2. 肾脉微急为不得前后。《灵枢·邪气脏腑病形》

3. 热气留于小肠，肠中痛，瘅热焦渴，则坚干不得出，故痛而闭不通矣。《素问·举痛论》

4. 小肠移热于大肠，为虑瘕。《素问·气厥论》

5. 太阴司天，阴痹，大便难，阴气不用。《素问·至真要大论》

6. 少阴之复，隔肠不便。《素问·至真要大论》

【按】泄泻为消化系统疾患之一。《内经》说："大肠、小肠皆属于胃"，"胃脉虚则泄"，包括了整个消化系统，但又指出脾肾两经，这是中医理论的特点，我们必须注意这方面，因为有不少泄泻治疗肠胃无效，用中医治疗脾肾的方法很快收到疗效。理由是脾和肾为人身先后二天，肾脏包含命门，命门是中医学生理方面的一个重要关键。后天生化须赖先天命火的温养，先天真阴真阳的不匮乏又需要后天不断地供应，所以许叔微说"补脾不若补肾"，而李东垣却说"补肾不若补脾"，说明了先后二天的相互关系。临床实例证明，腹泻经久不止，或天明泄泻，或大便经常溏薄，虽然是肠胃病，必须进一步治疗脾肾，如用附子理中丸合四神丸等，就是常说的补火生土法。

中医还注意另一个泄泻的发病机制——木克土。《内经》里也提到了"一阳发病，少气，善咳，善泄"。这是一个比较难治的慢性病，非但不可并且禁忌使用一般治疗泄泻的方法，如

---

① 虑瘕系肠热津液枯燥，腹痛便秘。

利湿、温中、补火之类。我们体会木克土的泄泻，多数是久病，形体比较消瘦，性情急躁，易于激动，大便多鹜溏，一日二三次，多至七八次，便前腹内觉胀或有隐痛。常伴有胸闷、口干、小便短赤、食少难化、睡眠不酣等症，尤其失眠后更易增加泄泻次数。舌苔多黄腻干糙，或见花剥，或舌质红绛；脉象弦细带数，沉按有力。从西医诊断来说，颇似神经衰弱或结肠过敏，在中医便是肝旺脾弱。由于久病，多数用过滋补建中方剂，不见效果，改用白芍、柴胡、甘草、山药、扁豆、煨葛根、茯苓、荷叶、竹茹、苡仁、川楝子、通草、左金丸等，或加乌梅少量，效果良好。

关于泄泻的原因，《内经》指出寒、热和湿，特别偏重在湿，所谓"湿胜则濡泄"。治湿的方法很多，在泄泻证则以利小便为主。凡是水走肠间，小便必少，小便一畅，泄泻自然稀减。这方法十分可靠，其治疗机制也可以用西医学来解释。

与泄泻相反的就是便秘证。它的发病原因不外肠热、肠中津液枯燥，所以一般用泻热剂或润肠剂。但亦有因阳虚不运而便秘的，称为冷秘，非用温下不可，在《内经》中已有阴痹的证候，可见前人对于临床观察是十分细致的。

二十三、胀满病类

概论

1. 诸胀腹大，皆属于热。《素问·至真要大论》

2. 诸病有声，鼓之如鼓，皆属于热。《素问·至真要大论》

3. 夫胀者，皆在于脏腑之外，排脏腑而廓胸胁，胀皮肤，故命曰胀。《灵枢·胀论》

4. 寸口脉大坚以涩者，胀也。《灵枢·胀论》

5. 浊气在上，则生䐜胀。《素问·阴阳应象大论》

6. 卑监之纪，其病留满痞塞。《素问·五常政大论》

心胀证

心胀者，烦心，短气，卧不安。《灵枢·胀论》

肺胀证

肺胀者，虚满而喘咳。《灵枢·胀论》

肝胀证

肝胀者，胁下满而痛引小腹。《灵枢·胀论》

脾胀证

脾胀者，善哕，四肢烦悗，体重不能胜衣，卧不安。《灵

枢·胀论》

肾胀证

肾胀者，腹满引背，央央然腰髀痛。《灵枢·胀论》

胃胀证

胃胀者，腹满，胃脘痛，鼻闻焦臭，妨于食，大便难。《灵枢·胀论》

大肠胀证

大肠胀者，肠鸣而痛濯濯，冬日重感于寒，则飧泄不化。《灵枢·胀论》

小肠胀证

小肠胀者，少腹䐜胀，引腰而痛。《灵枢·胀论》

膀胱胀证

膀胱胀者，少腹满而气癃。《灵枢·胀论》

三焦胀证

三焦胀者，气满于皮肤中，轻轻然而不坚。《灵枢·胀论》

胆胀证

胆胀者，胁下痛胀，口中苦，善太息。《灵枢·胀论》

肤胀证

肤胀者，寒气客于皮肤之间，鼙鼙然不坚，腹大，身尽肿，皮厚，按其腹窅而不起，腹色不变，此其候也。《灵枢·水胀》

鼓胀证

1. 鼓胀者，腹胀，身皆大，大与肤胀等也；色苍黄，腹筋起，此其候也。《灵枢·水胀论》

2. 有病心腹满，旦食则不能暮食，名为鼓胀。治之以鸡矢醴，一剂知，二剂已。其时有复发者，此饮食不节，故时有病也。虽然，其病且已时，故当病气聚于腹也。《素问·腹中论》

腹满证

1. 食饮不节，起居不时者，阴受之。阴受之，则入五脏；入五脏，则满闭塞。《素问·太阴阳明论》

2. 脾虚则腹满肠鸣，飧泄食不化。《素问·脏气法时论》

3. 太阴之厥，则腹满胀，后不利，不欲食，食则呕，不得卧。《素问·厥论》

4. 厥或令人腹满者，阴气盛于上则下虚，下虚则腹胀满。《素问·厥论》

5. 二阴一阳发病，善胀，心满，善气。《素问·阴阳别论》

6. 腹满，大便不利，腹大，亦上走胸嗌，喘息喝喝然，取足少阴。《灵枢·杂病》

7. 腹满，食不化，腹响响然，不能大便，取足太阴。《灵

枢·杂病》

8.小腹满大，上走胃至心，渐渐身时寒热，小便不利，取足厥阴。《灵枢·杂病》

逆证

1.腹胀，身热，脉大，是一逆也；腹鸣而满，四肢清，泄，其脉大，是二逆也。不过十五日而死矣。《灵枢·玉版》

2.其腹大胀，四肢清，脱形，泄甚，是一逆也；腹胀便血，其脉大时绝，是二逆也。不及一时而死矣。《灵枢·玉版》

3.病腹满，肠鸣，溏泄，食不化，神门绝者，死不治。《素问·气交变大论》

【按】《内经》所说胀病，主重在气。凡气机障碍之处都能引起胀感或其他症状，所谓"胀者，皆在于脏腑之外，排脏腑而廓胸胁，胀皮肤，故命曰胀"。据此，《内经》虽分五脏六腑之胀，并不单指某脏某腑；但从某一部分的症状就认作某一脏腑的胀病，当然与某一脏腑关系更为密切。后人治胀同样以气为主，《类证治裁》上说："肿在外属水，胀在内属气；肿分阳水阴水，胀别气实血实。"由此，我们对于胀病总的疗法也就不难理解了。

满也称痞满，是一种自觉症状，多于心下胃脘部，外形很少变化。其发病机制属于脾胃消化不良，所以《内经》概称腹满，指出心满、善气、不欲食、食则呕、肠鸣、飧泄和大便不利等消化系统症状。

我们体会，治胀满实证较易掌握，虚证比较困难。原因是虚证胀满系本虚标实之候，散满势必更虚其本，补中又难免助长其标,《内经》虽有"寒因寒用"的法则，使用时并不那么简单。至于五脏六腑的胀证，后世医家积累了不少治疗经验,《丁甘仁医案》内有比较周密的方药，可以参考。

二十四、水肿病类

概论

1. 诸湿肿满，皆属于脾。《素问·至真要大论》

2. 三阴结，谓之水。《素问·阴阳别论》

3. 颈脉动，喘疾咳，曰水；目裹微肿如卧蚕起之状，曰水。《素问·平人气象论》

4. 脾脉软而散，色不泽者，当病足胻肿若水状也。《素问·脉要精微论》

5. 少阴何以主肾，肾何以主水？肾者至阴也，至阴者盛水也，肺者太阴也，少阴者冬脉也，故其本在肾，其末在肺，皆积水也。肾何以能聚水而生病？肾者胃之关也，关门不利，故聚水而从其类也。上下溢于皮肤，故为胕肿，胕肿者，聚水而生病也。《素问·水热穴论》

6. 水病下为胕肿大腹，上为喘呼，不得卧者，标本俱病。故肺为喘呼，肾为水肿，肺为逆，不得卧。《素问·水热穴论》

7. 水始起也，目窠上微肿，如新卧起之状，其颈脉动，时咳，阴股间寒，足胫肿，腹乃大，其水已成矣。以手按其腹，随手而起，如裹水之状，此其候也。《灵枢·水胀》

8. 诸有水气者，微肿先见于目下也。水者阴也，目下亦阴也，腹者至阴之所居，故水在腹者，必使目下肿也。《素问·评

热病论》

9.湿胜甚则水闭胕肿。《素问·六元正纪大论》

水胀证（溢饮）

1.阴阳气道不通，四海闭塞，三焦不泻，津液不化，水谷并行肠胃之中，别于回肠，留于下焦，不得渗膀胱，则下焦胀，水溢则为水胀。《灵枢·五癃津液别》

2.邪气内逆，则气为之闭塞而不行，不行则为水胀。《灵枢·五癃津液别》

3.肝脉软而散，色泽者，当病溢饮。溢饮者，渴暴多饮而易入肌皮肠胃之外也。《素问·脉要精微论》

风水证

1.面肿曰风，足胫肿曰水。《素问·平人气象论》

2.勇而劳甚则肾汗出，肾汗出，逢于风，内不得入于脏腑，外不得越于皮肤，客于玄府，行于皮里，传为胕肿，本之于肾，名曰风水。《素问·水热穴论》

3.有病肾风者，面胕痝然壅，害于言，虚不当刺。不当刺而刺，后五日其气必至。至必少气时热，时热从胸背上至头，汗出手热，口干苦渴，小便黄，目下肿，腹中鸣，身重难以行，月事不来，烦而不能食，不能正偃，正偃则咳，病名曰风水。《素问·评热病论》

4.肾肝并浮为风水。《素问·大奇论》

石水证 ①

1.阴阳结斜，多阴少阳，曰石水，少腹肿。《素问·阴阳别论》

2.肾脉微大为石水，起脐以下至少腹，腄腄然。《灵枢·邪气脏腑病形》

3.肾肝并沉为石水。《素问·大奇论》

4.石水上至胃脘，死不治。《灵枢·邪气脏腑病形》

涌水证 ②

肺移寒于肾，为涌水。涌水者，按腹不坚，水气客于大肠，疾行则鸣濯濯，如囊裹浆，水之病也。《素问·气厥论》

【按】《内经》对于水肿的发病机制，指出"其本在肾，其末在肺"，又说："肾者胃之关也，关门不利，故聚水而从其类也。"后人治疗水肿，不能越此范围。但是应当分两方面来说，水肿有因阳虚而病起于内，也有因外邪而病起于外。前者如水胀、溢饮，当以脾肾为主；后者如风水，当以肺肾为主。至于前者亦能上迫于肺，后者亦能中累及脾，便当肺、脾、肾三者兼治。不论病起于内或病起于外，促使水液排除，还须照顾三焦的通道，《内经》所谓"三焦者，决渎之官，水道出焉"；又须通利膀胱的出路，所谓"膀胱者，州都之官，津液藏焉，气化则能出矣"。故又提到"三焦不泻，津液不化"。总之，中医治疗水肿，包括肺、脾、肾、三焦和膀胱，根据具体情况适当配合，

---

① 石水水在小腹，如石之沉于下。

② 涌水亦在腹部，如涌泉之有声。

而又以肾脏最为重要。肾脏之所以重要，由于中间命门的作用，命门之火能健运中焦，帮助三焦、膀胱的气化，使水湿排除而不再积聚。

水肿病类如按其证脉和体征而言，可以概括西医所指的急慢性肾炎、心脏性水肿，以及肝病性和营养性水肿等在内。在这些病类中，我们对急慢性肾炎的治疗积累了一些肤浅的经验，愿提供出来，作为临床时的参考。

急性肾炎的临床表现接近于风水证。风水的水肿往往先从面部开始，逐渐发展为遍身水肿。其病理机制是：外感风邪，内有水气，水为风激而上行，运用发表祛风利水法比较符合风水的病机。根据这样的原则，我们拟订了风水第一方（麻黄先煎二钱、苏叶后下三钱、防风三钱，防己三钱、陈皮三钱、炙桑皮三钱、大腹皮三钱、丹皮三钱、茯苓四钱、猪苓三钱、泽泻二钱、木通一钱五分、车前子布包四钱），主治急性肾炎遍体水肿、头痛、血尿等症。但有一部分急性肾炎于发病时兼有较严重的上呼吸道感染症状（如咳嗽、上气等），则须在风水第一方的基础上予以损益，故又拟订了风水第二方（麻黄先煎二钱、杏仁三钱、苏叶后下三钱、防风三钱、陈皮三钱、法半夏二钱、炙桑皮三钱、茯苓三钱、丹皮三钱、猪苓三钱、车前子布包四钱），使能达到发表祛风利水兼以宁嗽的治疗目的。俟水肿消退后，即应照顾脾肾。因为脾为水之制，肾为水之本，肿消后应该扶脾温肾，故又以八味肾气丸加减为风水第三方（党参三钱、炙黄芪四钱，熟地三钱、茯苓三钱、泽泻二钱、丹皮二钱、山药三钱、山萸肉三钱、附片先煎半小时一钱五分），以扶脾温肾。临床证明本方有助于肾功能的恢复。

　　以上是治疗急性肾炎的一些临床体会。关于慢性肾炎的治疗，其总则不外健脾、温阳、行气、利水诸法。例如：腹水显著时宜行利水为主，体虚者宜扶阳温肾，兼有胃肠症状者宜调中健脾，兼有外感者先治其标，水肿消退后则以补益肾气为主。

　　另外，常在临床上看到一种轻度浮肿患者，有面㿠食减，腹微气胀，四肢无力，容易疲乏等现象，作各种㿠化验多基本正常，我们认为属于脾胃功能失调所致。故治疗亦多采用调中健脾法，常用方剂为补中益气汤、香砂六君子汤及防己黄芪汤加减，每多获效。

二十五、积聚病类

概论

1. 寒气客于小肠膜原之间，络血之中，血泣不得注于大经，血气稽留不得行，故宿昔而成积矣。《素问·举痛论》

2. 卒然外中于寒，若内伤于忧怒，则气上逆，气上逆则六输不通，温气不行，凝血蕴里而不散，津液涩渗，着而不去，而积皆成矣。《灵枢·百病始生》

3. 虚邪之中人也，留而不去，传舍于肠胃之外，募原之间，留着于脉，稽留而不去，息而成积。《灵枢·百病始生》

4. 积之始生，得寒乃生，厥乃成积也。《灵枢·百病始生》

5. 厥气生足悗，悗生胫寒，胫寒则血脉疑涩，血脉凝涩则寒气上入于肠胃，入于肠胃则䐜胀，䐜胀则肠外之汁沫迫聚不得散，日以成积。《灵枢·百病始生》

6. 肠胃之络伤则血溢于肠外，肠外有寒，汁沫与血相搏，则并合凝聚不得散，而积成矣。《灵枢·百病始生》

7. 人之善病肠中积聚者，皮肤薄而不泽，肉不坚而淖泽，如此则肠胃恶，恶则邪气留止，积聚乃伤；肠胃之间，寒温不次，邪气稍至，蓄积留止，大聚乃起。《灵枢·五变》

8. 寸口脉沉而横，曰胁下有积，腹中有横积痛。《素问·平人气象论》

9.新积，痛可移者，易已也；积不痛，难已也。《灵枢·卫气》

伏梁证

1.病有少腹盛，上下左右皆有根……病名曰伏梁。裹大脓血，居肠胃之外，不可治，治之每切按之致死……此下则因阴必下脓血，上则迫胃脘生鬲，挟胃脘内痛。此久病也，难治。居脐上为逆，居脐下为从，勿动亟夺。《素问·腹中论》

2.人有身体髀股胻皆肿，环脐而痛，病名伏梁，此风根也。其气溢于大肠而着于肓，肓之原在脐下，故环脐而痛也。不可动之，动之为水溺涩之病。《素问·腹中论》

3.心脉微缓为伏梁，在心下，上下行，时唾血。《灵枢·邪气脏腑病形》

4.伏梁唾血脓者，死不治。《灵枢·经筋》

息贲证

1.肺脉滑甚，为息贲上气。《灵枢·邪气脏腑病形》

2.肝高则上支贲切，胁挽，为息贲。《灵枢·本脏》

3.手太阴之筋，其病痛甚成息贲，胁急吐血；手心主之筋，其病前及胸痛，息贲。《灵枢·经筋》

4.二阳之病发心脾，有不得隐曲，其传为息贲者，死不治。《素问·阴阳别论》

肥气证（息积）

1.肝脉微急为肥气，在胁下，若覆杯。《灵枢·邪气脏腑

病形》

2.病胁下满，气逆，二三岁不已，病名曰息积。此不妨于食，不可灸刺。积为导引服药，药不能独治也。《素问·奇病论》

奔豚证

肾脉微急为沉厥奔豚，足不收，不得前后。《灵枢·邪气脏腑病形》

血瘕证

二阳三阴，至阴皆在，阴不过阳，阳气不能止阴，阴阳并绝，浮为血瘕，沉为脓胕。《素问·阴阳类论》

肠溜证（昔瘤）

1.有所结，气归之，卫气留之，不得反，津液久留，合而为肠留。久者数岁乃成，以手按之柔。《灵枢·刺节真邪》

2.已有所结，气归之，津液留之，邪气中之，凝结日以易甚，连以聚居，为昔瘤，以手按之坚。《灵枢·刺节真邪》

【按】《内经》指出积聚的形成，以寒邪和忧怒为主因。因为寒性凝滞，能使气血流行发生障碍；忧怒伤气，气伤则不能运行水液、血液。因而逐渐积聚成形，即以积聚作为病名。从"着而不去""留而不去"等句来看，不难理解是一个慢性顽固性的疾病。

积聚是有形的病症，《内经》就从部位和形态等定出伏梁、息贲、肥气多种名称，但主要是以脏腑区分。后来《诸病源候论》《千金方》等还有更多的名目。我们认为《内经》所说的积聚可能包括现代的肝脾大、腹腔器官的肿块和内脏穿孔所引起了限局性腹膜炎等症。很明显，如"在胁下，若覆杯"的描写，是很符合肝脾大的；而"病有少腹盛，上下左右皆有根，病名曰伏梁。裹大脓血，居肠胃之外，不可治"，则酷似局限性化脓性腹膜炎。秦老师谈肝硬化的中医疗法时，也曾提到肝硬化早期到晚期有不少症状，这些症状散在中医文献痞满、胃病、胁痛、癥瘕和臌胀等各个部分。这里所说的癥瘕就是积聚。中医以有形而坚着不移的为积，留滞不定的为聚；又以不动的为癥，能动的为瘕；实际上是一类的病。

二十六、黄疸病类

概论

1. 黄疸，久逆之所生也。《素问·通评虚实论》

2. 目黄者曰黄疸。《素问·平人气象论》

脾疸证（脾风）

1. 风者，百病之长也。今风寒客于人，使人毫毛毕直，皮肤闭而为热，当是之时，可汗而发也。或痹不仁，肿痛，当是之时，可汤熨及火灸刺而去之。弗治，病入舍于肺；弗治，肺即传而行之肝；弗治，肝传之脾，病名曰脾风，发瘅，腹中热，烦心，出黄。《素问·玉机真脏论》

2. 脾足太阴之脉，是主脾所生病者，水闭，黄疸。《灵枢·经脉》

3. 溺黄赤，安卧者，黄疸。《素问·平人气象论》

4. 安卧，小便黄赤，脉小而涩者，不嗜食。《灵枢·论疾诊尺》

胃疸证

1. 已食如饥者，胃疸。《素问·平人气象论》

2. 寒热，身痛而色微黄，齿垢黄，爪甲上黄，黄疸也。《灵

枢·论疾诊尺》

肾疸证

肾足少阴之脉，是主肾所生病者，口热，舌干，烦心，心痛，黄疸。《灵枢·经脉》

【按】《内经》论黄疸着重脾和胃，没有明确指出病因，后世医家始分寒湿和湿热，并在病名上总称阳黄和阴黄。脾胃均属土，土主湿，脾为阴土，从寒化则为寒湿；胃为阳土，从热化则为湿热，实际上还是一致的。

阳黄和阴黄的临床表现有明显区别。阳黄色泽鲜明如橘子色，多有发热，口渴引饮，胃纳稍减，食后脘微胀，大便干结，溲黄或黄赤，苔黄腻而干，脉多滑数有力；阴黄则暗晦不泽，或微带青色，畏冷不发热，口淡无味，胃纳不振，食后中满痞胀，或有呕恶，四肢无力，大便溏薄或泄泻，小溲自利，色微黄或不黄，间亦有二便不利者，苔白腻微滑，脉沉迟或虚弦，细而无力。阳黄以清利湿热为主；阴黄则宜温化寒湿，参入扶脾，这是一般的治疗法则。

我们认为阳黄以传染性肝炎为多（急性胆囊炎亦常表现为阳黄），阴黄常见于某些慢性肝炎、胆汁性肝硬化、急性黄色肝萎缩及肝胆系统肿瘤等。前者预后尚佳，后者预后较差，常导致不良的转归，尤其是阴黄伴有单腹胀的，治疗上甚感棘手。我们曾治疗两例急性黄色肝萎缩，临床的表现为阴黄兼有单腹胀，呕恶，二便闭塞，治以攻补兼施，未见效验，值得进一步研究。

　　近几年，传染性肝炎的流行面较广，在中西医合作下采用中医治黄疸方法，疗效良好。主要方剂不外乎茵陈五苓散、栀子柏皮汤、胃苓汤、逍遥散等方加减，消黄迅速，自觉症状亦易控制。

　　最后值得一提的，是中医学在很早已发觉有一些黄疸具有传染性，如《千金翼方》里说："凡遇时行热病，多必内瘀著黄"，并提出"时行黄疸"的病名，较之西医竟早一千多年，于此可见古人观察病情的精细了。类似这些经验，现在有很多保留在老中医手里，我们必须很好地向他们学习。

二十七、厥逆病类

概论

1. 厥逆之为病也，足暴清，胸若将裂，肠若将以刀切之，烦而不能食，脉大小皆涩。《灵枢·癫狂》

2. 厥逆，腹胀满，肠鸣，胸满不得息。《灵枢·癫狂》

3. 厥或令人腹满，或令人暴不知人，或至半日远至一日乃知人者，阴气盛于上则下虚，下虚则腹胀满，阳气盛于上则下气重上而邪气逆，逆则阳气乱，阳气乱则不知人也。《素问·厥论》

4. 气多少逆皆为厥。《素问·方盛衰论》

5. 下虚则厥。《灵枢·卫气》

6. 清浊相干，气乱于臂胫，则为四厥；乱于头，则为厥逆。《灵枢·五乱》

7. 卧出而风吹之，血凝于足者为厥。《素问·五脏生成》

寒厥证

1. 阳气衰于下，则为寒厥。《素问·厥论》

2. 寒厥之为寒也，必从五指而上于膝者，阴气起于五指之里，集于膝下而聚于膝上，故阴气胜则从五指至膝上寒，其寒也，不从外，皆从内也。《素问·厥论》

3.寒厥何失而然也？前阴者，宗筋之所聚，太阴阳明之所合也。春夏则阳气多而阴气少，秋冬则阴气盛而阳气衰。此人者质壮，以秋冬夺于所用，下气上争不能复，精气溢下，邪气因从之而上也。气因于中，阳气衰，不能渗营其经络，阳气日损，阴气独在，故手足为寒也。《素问·厥论》

4.寒气客于五脏，厥逆上泄，阴气竭，阳气未入，故卒然痛，死不知人，气复返则生矣。《素问·举痛论》

热厥证（阳厥）

1.阴气衰于下，则为热厥。《素问·厥论》

2.热厥之为热也，必起于足下者，阳气起于足五指之表，阴脉者集于足下而聚于足心，故阳气胜则足下热也。《素问·厥论》

3.热厥何如而然也？酒入于胃，则络脉满而经脉虚。脾主为胃行其津液者也，阴气虚则阳气入，阳气入则胃不和，胃不和则精气竭，精气竭则不营其四肢也。此人必数醉若饱以入房，气聚于脾中不得散，酒气与谷气相薄，热盛于中，故热遍于身，内热而溺赤也。夫酒气盛而慓悍，肾气有衰，阳气独胜，故手足为之热也。《素问·厥论》

4.胆足少阳之脉，是动则病口苦，善太息，心胁痛不能转侧，甚则面微有尘，体无膏泽，足外反热，是为阳厥。《灵枢·经脉》

煎厥证①

1. 阳气者，烦劳则张，精绝，辟积于夏，使人煎厥。目盲不可以视，耳闭不可以听，溃溃乎若坏都，汩汩乎不可止。《素问·生气通天论》

2. 所谓少气善怒者，阳气不治，阳气不治则阳气不得出，肝气当治而未得，故善怒，善怒者，名曰煎厥。《素问·脉解》

薄厥证②

阳气者，大怒则形气绝，而血菀于上，使人薄厥。《素问·生气通天论》

暴厥证（大厥、尸厥）③

1. 脉至如喘，名曰暴厥。暴厥者，不知与人言。《系问·大奇论》

2. 络之与孙脉俱输于经，血与气并，则为实焉。血之与气并走于上，则为大厥，厥则暴死，气复返则生，不返则死。《素问·调经论》

3. 邪客于手足少阴、太阴，足阳明之络，此五络皆会于耳中，上络左角。五络俱竭，令人身脉皆动而形无知也，其状若尸，或曰尸厥。《素问·缪刺论》

---

① 煎厥：内热消烁阴液，好像煎熬的样子，逐渐虚羸。
② 薄厥：薄字作迫解，指气火骤然上逆，头部充血昏乱。
③ 暴厥：指忽然不省人事，亦称大厥或尸厥。

风厥证

1. 二阳一阴发病，主惊骇背痛，善噫善欠，名曰风厥。《素问·阴阳别论》

2. 人之善病风厥漉汗者，肉不坚，腠理疏，故善病风。《灵枢·五变》

3. 有病身热，汗出烦满，烦满不为汗解。汗出而身热者风也，汗出而烦满不解者厥也，病名曰风厥。表里刺之，饮之服汤。《素问·评热病论》

太阳厥证（踝厥）

1. 巨阳之厥，则肿首头重，足不能行，发为眴仆。《素问·厥论》

2. 太阳厥逆，僵仆，呕血，善衄。《素问·厥论》

3. 手太阳厥逆，耳聋泣出，项不可以顾，腰不可以俯仰。《素问·厥论》

4. 膀胱足太阳之脉，是动则病冲头痛，目似脱，项如拔，脊痛，腰似折，髀不可以曲，腘如结，踹如裂，是为踝厥。《灵枢·经脉》

阳明厥证（骭厥）

1. 阳明之厥，则癫疾欲走呼，腹满不得卧，面赤而热，妄见而妄言。《素问·厥论》

2. 阳明厥逆，喘咳身热，善惊衄呕血。《素问·厥论》

3. 阳明厥则喘而惋，惋则恶人。《素问·阳明脉解》

4. 胃足阳明之脉，病至则恶人与火，闻木声则惕然而惊，心欲动，独闭户塞牖而处，甚则欲上高而歌，弃衣而走，贲响腹胀，是为骭厥。《灵枢·经脉》

少阳厥证

1. 少阳之厥，则暴聋颊肿而热，胁痛，胻不可以运。《素问·厥论》

2. 少阳厥逆，机关不利。机关不利者，腰不可以行，项不可以顾。发肠痈，不可治，惊者死。《素问·厥论》

太阴厥证（臂厥）

1. 太阴之厥，则腹满䐜胀，后不利，不欲食，食则呕，不得卧。《素问·厥论》

2. 太阴厥逆，胻急挛，心痛引腹。《素问·厥论》

3. 手太阴厥逆，虚满而咳，善呕沫。《素问·厥论》

4. 肺手太阴之脉，是动则交两手而瞀，此为臂厥；是主肺所生病者，臑臂内前廉痛厥。《灵枢·经脉》

少阴厥证（臂厥、骨厥）

1. 少阴之厥，则口干溺赤，腹满心痛。《素问·厥论》

2. 少阴厥逆，虚满呕变，下泄清。《素问·厥论》

3. 有脉俱沉细数者，少阴厥也。《素问·脉要精微论》

4. 心手少阴之脉，是动则病嗌干，心痛，渴而欲饮，是为

臂厥。《灵枢·经脉》

5. 肾足少阴之脉，是动则病饥不欲食，面如漆柴，咳唾则有血，喝喝而喘，坐而欲起，目𥉂𥉂如无所见，心如悬若饥状，气不足则善恐，心惕惕如人将捕之，是为骨厥。《灵枢·经脉》

厥阴厥证

1. 厥阴之厥，则少腹肿痛，腹胀，泾溲不利，好卧屈膝，阴缩肿，胻内热。《素问·厥论》

2. 厥阴厥逆，挛，腰痛，虚满，前闭，谵言。《素问·厥论》

逆证

1. 或喘而死者，或喘而生者，厥逆连脏则死，连经则生。《素问·阳明脉解》

2. 三阴俱逆，不得前后，使人手足寒，三日死。《素问·厥论》

【按】《内经》所说厥逆有三种意义，也包括三类病症，一是指四肢逆冷，一是指气血悖逆而引起的狂乱昏厥现象，另一种是泛指六经不和的证候。

一般厥症分寒厥和热厥，其发病机制以"下虚则厥"为总纲。这里的下字是指肾经，肾为水火之脏，阴阳之宅，故《中藏经》于卷首首先提出阳厥和阴厥。在罗天益《卫生宝鉴》里细致地叙述了症状："阳厥手足虽冷，有时或温，脉虽沉伏，按之则滑，或畏热，或渴欲饮水，或扬手掷足，烦躁不得眠，大便秘，小便赤；阴厥则四肢冷，手心亦冷，身无热，有恶心，蜷足卧，欲盖被，口不渴，或下利，脉沉微不数。"因为主因在肾经，不难推论水亏则火旺，火衰则水盛。虽然《内经》牵及脾胃，都属于次。

我们还体会到《内经》厥症中薄厥和暴厥的描写，符合于西医所说的脑血管意外（包括脑溢血、脑梗死及脑血栓形成等），也就是中风的证候。中医治疗中风分气中、火中等，从根本着手，收到良好效果，也是我们值得学习的一面。

二十八、痿病类

概论

1.肺者，脏之长也，为心之盖也。有所失亡，所求不得，则发肺鸣，鸣则肺热叶焦。故曰：五脏因肺热叶焦，发为痿躄。《素问·痿论》

2.治痿者独取阳明。阳明者，五脏六腑之海，主润宗筋，宗筋主束骨而利机关也。冲脉者，经脉之海也，主渗灌溪谷，与阳明合于宗筋。阴阳摠宗筋之会，会于气街，而阳明为之长，皆属于带脉而络于督脉。故阳明虚则宗筋纵，带脉不引，故足痿不用也。《素问·痿论》

3.阳明为阖，阖折则气无所止息，而痿疾起矣。故痿疾者取之阳明，视有余不足。无所止息者，真气稽留，邪气居之也。《灵枢·根结》

筋痿证

1.肝主身之筋膜，肝气热则胆泄口苦，筋膜干，筋膜干则筋急而挛，发为筋痿。《素问·痿论》

2.思想无穷，所愿不得，意淫于外，入房太甚，宗筋弛纵，发为筋痿。故曰：筋痿者，生于肝使内也。《素问·痿论》

3.足少阳之别，虚则痿躄，坐不能起。《灵枢·经脉》

4. 手太阳之筋，其病颈筋急，则为筋痿。《灵枢·经筋》

5. 阳明司天，燥气下临，肝气上从，筋痿不能久立。《素问·五常政大论》

皮痿证

1. 肺主身之皮毛，肺热叶焦则皮毛虚弱急薄，着则生痿躄也。《素问·痿论》

2. 始富后贫，虽不伤邪，皮焦筋屈，痿躄为挛。《素问·疏五过论》

脉痿证

心主身之血脉，心气热则下脉厥而上，上则下脉虚，虚则生脉痿，枢折挈，胫纵而不任地也。《素问·痿论》

肉痿证

1. 脾主身之肌肉，脾气热则胃干而渴，肌肉不仁，发为肉痿。《素问·痿论》

2. 有渐于湿，以水为事，若有所留，居处相湿，肌肉濡渍，痹而不仁，发为肉痿。故曰：肉痿者，得之湿地也。《素问·痿论》

3. 脾病者，身重，善饥，肉痿，足不收行，善瘛，脚下痛。《素问·脏气法时论》

骨痿证

1. 肾主身之骨髓，肾气热则腰脊不举，骨枯而髓减，发为

骨痿。《素问·痿论》

2.有所远行劳倦，逢大热而渴，渴则阳气内伐，内伐则热舍于肾，肾者水脏也，今水不胜火，则骨枯而髓虚，故足不任身，发为骨痿。故曰：骨痿者，生于大热也。《素问·痿论》

3.恐惧而不解则伤精，精伤则骨酸痿厥，精时自下。《灵枢·本神》

4.肾脉微滑为骨痿，坐不能起，起则目无所见。《灵枢·邪气脏腑病形》

［附］骨繇证①

少阳为枢，枢折即骨繇而不安于地，故骨繇者取之少阳，视有余不足。骨繇者，节缓而不收也。所谓骨繇者，摇故也。《灵枢·根结》

【按】关节肌肉疼痛麻木的痹病，和筋骨肌肉软弱消瘦的痿病，恰恰是相对的两个病症。痹属于寒，痿属于热；痹属于实，痿属于虚。所以《内经》指出"治痿独取阳明"，而《金匮要略》谓治痹"宜针引阳气"，说明痿宜清润，痹宜温通，这是诊治痿和痹的大纲。

《内经》认为痿病的发病机制主要是由于热伤血脉所致。经文指出："五脏因肺热叶焦，发为痿躄。"可知五脏皆有痿病。论中之筋痿、皮痿、脉痿、肉痿、骨痿，可由于五脏气热而引致，其所以强调"肺热"，因为肺主气，属金畏火，火热可以销烁肺金，使气伤而产生痿躄；同时也阐明情志因素、房事过度及湿热等因素亦可导致痿病。后世医家虽纷纭立说，大要亦不

---

① 骨繇：即骨摇，指站立不稳。

越此范围。

痿病的治疗强调"独取阳明"，也就是着重于胃。因胃司纳谷，化精微，而五脏六腑均禀气于胃，才能行气血，濡筋骨，利关节。在针灸取穴方面也侧重于阳明经，上肢痿取手阳明大肠经腧穴为主，下肢痿则取足阳明胃经腧穴为主。据临床观察，痿病用针刺，针下如不能得气，或病人缺乏感应者，即使采取综合治疗措施，往往亦较难奏效；如对于针刺有相当的感应，则可能有好转的希望。以年龄体质而言，年老体衰的发病较多，预后也较差。

骨繇似痿非痿，故《内经》特立病名，是否相近于共济失调症，有待研究。

二十九、痹病类

概论

1. 风寒湿三气杂至，合而为痹也。其风气胜者为行痹；寒气胜者为痛痹，湿气胜者为着痹也。《素问·痹论》

2. 痹在于骨则重，在于脉则血凝而不流，在于筋则屈不伸，在于肉则不仁，在于皮则寒，故具此五者，则不痛也。《素问·痹论》

3. 五脏皆有合，病久而不去者，内舍于其合也。故骨痹不已，复感于邪，内舍于肾；筋痹不已，复感于邪，内舍于肝；脉痹不已，复感于邪，内舍于心，肌痹不已，复感于邪，内舍于脾；皮痹不已，复感于邪，内舍于肺。所谓痹者，各以其时重感于风寒湿之气也。《素问·痹论》

4. 其客于六腑者，此亦其食饮居处为其病本也。六腑亦各有俞，风寒湿气中其俞，而食饮应之，循俞而入，各舍其府也。《素问·痹论》

5. 痹或痛，或不痛，或不仁，或寒，或热，或燥、或湿。痛者，寒气多也，有寒，故痛也。其不痛、不仁者，病久入深，营卫之行涩，经络时疏，故不通；皮肤不营，故为不仁。其寒者，阳气少，阴气多，与病相益，故寒也。其热者，阳气多，阴气少，病气胜，阳遭阴，故为痹热。其多汗而濡者，此

其逢湿甚也；阳气少，阴气盛，两气相感，故汗出而濡也。《素问·痹论》

6.营气虚则不仁，卫气虚则不用，营卫俱虚则不仁且不用。《素问·逆调论》

7.痹入脏者死，其留连筋骨间者痛久，其留皮肤间者易已。《素问·痹论》

8.诸痹不已，亦益内也；其风气胜者，其人易已也。《素问·痹论》

9.凡痹之类，逢寒则急，逢热则纵。《素问·痹论》

10.脉涩曰痹。《素问·平人气象论》

11.病痹气痛而不去者，取以毫针。《灵枢·官针》

行痹证（风痹）

1.病在阳者命曰风，病在阴者命曰痹，阴阳俱病，命曰风痹。病有形而不痛者，阳之类也；无形而痛者，阴之类也。无形而痛者，其阳完而阴伤之也，急治其阴，无攻其阳；有形而不痛者，其阴完而阳伤之也，急治其阳，无攻其阴。《灵枢·寿夭刚柔》

2.风痹淫泺，不可已者，足如履冰，时如入汤中。《灵枢·厥病》

3.尺肤涩者，风痹也。《灵枢·论疾诊尺》

4.凡痹往来行无常处者，在分肉间痛而刺之。《素问·缪刺论》

痛痹证（寒痹）

1.尝有所伤于湿气，藏于血脉之中，分肉之间，久留而不去，若有所堕坠，恶血在内而不去，卒然喜怒不节，饮食不适，寒湿不时，腠理闭而不通，其开而遇风寒，则血气凝结，与故邪相袭，则为寒痹。《灵枢·贼风》

2.脉大以涩者为痛痹。《灵枢·邪客》

3.人迎三倍而躁，病在手阳明，紧则为痛痹。《灵枢·禁服》

4.寒痹之为病也，留而不去，时痛而皮不仁。刺布衣者以火焠之，刺大人者以药熨之。《灵枢·寿夭刚柔》

热痹证

痹，其热者，阳气多，阴气少，病气胜，阳遭阴，故为痹热。《素问·痹论》

着痹证（湿痹）

1.着痹不移，䐃肉破，身热，脉偏绝，是逆也。《灵枢·五禁》

2.着痹不去，久寒不已，卒取其三里。《灵枢·四时气》

筋痹证

1.病在筋，筋挛节痛，不可以行，名曰筋痹。刺筋上为故，刺分肉间，不可中骨也。《素问，长刺节论》

2.少阳有余，病筋痹，胁满。《素问·四时刺逆从论》

脉痹证

阳明有余，病脉痹，身时热。《素问·四时刺逆从论》

肌痹证（肉痹）

1.悲哀太甚则胞络绝，胞络绝则阳气内动，发则心下崩，数溲血也。故曰：大经空虚，发为肌痹。《素问·痿论》

2.太阴有余，病肉痹，寒中。《素问·四时刺逆从论》

3.粗理而肉不坚者，善病痹。《灵枢·五变》

4.病在肌肤，肌肤尽痛，名曰肌痹，伤于寒湿。刺大分、小分，多发针而深之，以热为故，无伤筋骨。《素问·长刺节论》

皮痹证

1.卧出而风吹之，血凝于肤者为痹。血行而不得反其空，故为痹厥也。《素问·五脏生成》

2.虚邪搏于皮肤之间，留而不去则痹，卫气不行，则为不仁。《灵枢·刺节真邪》

3.少阴有余，病皮痹，隐轸[①]。《素问·四时刺逆从论》

骨痹证

1.虚邪之中人也，洒淅动形，起毫毛而发腠理，其入深，内搏于骨，则为骨痹。《灵枢·刺节真邪》

2.血气皆少，感于寒湿，则善痹骨痛。《灵枢·阴阳

---

① 隐轸：即隐疹，即皮肤出现红疹。

二十五人》

3. 太阳有余，病骨痹身重。《素问·四时刺逆从论》

4. 人有身寒，汤火不能热，厚衣不能温，然不冻栗。是人者素肾气胜。以水为事，太阳气衰，肾脂枯不长，一水不能胜两火，肾者水也而生于骨，肾不生则髓不能满，故寒甚至骨也。所以不能冻栗者，肝一阳也，心二阳也，肾孤脏也，一水不能胜二火，故不能冻栗。病名曰骨痹，是人当挛节也。《素问·逆调论》

5. 病在骨，骨重不可举，骨髓酸痛，寒气至，名曰骨痹。深者刺无伤脉肉为故，其道大分、小分，骨热病已，止。《素问·长刺节论》

6. 积寒留舍，营卫不居，卷肉缩筋，肋肘不得伸，内为骨痹，外为不仁。《素问·气穴论》

肝痹证

1. 肝痹者，夜卧则惊，多饮，数小便，上为引如怀。《素问·痹论》

2. 淫气乏竭，痹聚在肝。《素问·痹论》

3. 少阳不足，病肝痹。《素问·四时刺逆从论》

4. 风寒客于人，或痹不仁肿痛，弗治，病人舍于肺；弗治，肺即传而行之肝，病名曰肝痹，一名曰厥，胁痛出食。《素问·玉机真脏论》

5. 青脉之至也，长而左右弹，有积气在心下支肤，名曰肝痹，得之寒湿，与疝同法，腰痛，足清，头痛。《素问·五脏

生成》

6.肝脉微大为肝痹，阴缩，咳引小腹。《灵枢·邪气脏腑病形》

心痹证

1.心痹者，脉不通，烦则心下鼓，暴上气而喘，嗌干善噫，厥气上则恐。《素问·痹论》

2.淫气忧思，痹聚在心。《素问·痹论》

3.阳明不足，病心痹。《素问·四时刺逆从论》

4.赤脉之至也，喘而坚，诊曰有积气在中，时害于食，名曰心痹，得之外疾，思虑而心虚，故邪从之。《素问·五脏生成》

5.心脉微大为心痹，引背，善泪出。《灵枢·邪气脏腑病形》

脾痹证

1.脾痹者，四肢懈惰，发咳呕汁，上为大塞。《素问·痹论》

2.淫气肌绝，痹聚在脾。《素问·痹论》

3.太阳不足，病脾痹。《素问·四时刺逆从论》

肺痹证

1.肺痹者，烦满喘而呕。《素问·痹论》

2.淫气喘息，痹聚在肺。《素问·痹论》

3. 少阴不足，病肺痹。《素问·四时刺逆从论》

4. 肺脉微大为肺痹，引胸背，起恶日光。《灵枢·邪气脏腑病形》

5. 白脉之至也，喘而浮，上虚下实，惊，有积气在胸中，喘而虚，名曰肺痹，寒热，得之醉而使内也。《素问·五脏生成》

6. 风寒客于人，或痹不仁肿痛，弗治，病入舍于肺，名曰肺痹，发咳上气。《素问·玉机真脏论》

肾痹证

1. 肾痹者，善胀，尻以代踵，脊以代头。《素问·痹论》

2. 淫气遗溺，痹聚在肾。《素问·痹论》

3. 太阳不足，病肾痹。《素问·四时刺逆从论》

4. 黑脉之至也，上坚而大，有积气在小腹与阴，名曰肾痹，得之沐浴清水而卧。《素问·五脏生成》

肠痹证

肠痹者，数饮而出不得，中气喘争，时发飧泄。《素问·痹论》

胞痹证 ①

胞痹者，少腹膀胱按之内痛，若沃以汤，涩于小便，上为清涕。《素问·痹论》

---

① 胞痹，胞指膀胱。

食痹证

1. 胃脉软而散者，当病食痹。《素问·脉要精微论》

2. 厥阴之复，甚则入脾，食痹而吐。《素问·至真要大论》

周痹证

1. 周痹之在身也，上下移徙随脉，其上下左右相应，间不容空。《灵枢·周痹》

2. 周痹者，在于血脉之中，随脉以上，随脉以下，不能左右，各当其所。痛从上下者，先刺其下以过之，后刺其上以脱之；痛从下上者，先刺其上以过之，后刺其下以脱之。《灵枢·周痹》

3. 风寒湿气客于外分肉之间，迫切而为沫，沫得寒则聚，聚则排分肉而分裂也，分裂则痛，痛则神归之，神归之则热，热则痛解，痛解则厥，厥则他痹发，发则如是。此内不在脏，而外未发于皮，独居分肉之间，真气不能周，故命曰周痹。《灵枢·周痹》

众痹证

1. 众痹各在其处，更发更止，更居更起，以右应左，以左应右，非能周也，更发更休也。刺此者，痛虽已止，必刺其处，勿令复起。《灵枢·周痹》

2. 其痛之移也，间不及下针，其慉痛之时，不及定治，而痛已止矣，此众痹也。《灵枢·周痹》

厥痹证

厥痹者，厥气上及腹，取阴阳之络，视主病也，泻阳补阴经也。《灵枢·寒热病》

［附］蹇跛证 ①

蹇跛，寒风湿之病也。《素问·通评虚实论》

【按】《内经》痹病包括两种，一种指肌肉筋骨疼痛麻木，一种指脏腑功能障碍。大多注意前面一种而忽视了后面一种，所以只理解中医所说的痹相近于西医的关节炎，并认为行痹和痛痹在急性为多，着痹则多属慢性期。现在按经旨来谈谈我们的体会。一般认为关节炎的痹症，《内经》分为行痹、痛痹和着痹，又分为皮、肌、脉、筋、骨五痹，我们以为皆由风、寒、湿引起，实际上属于同一范畴。很明显，"风气胜者为行痹，寒气胜者为痛痹，湿气胜者为着痹"，其部位不离四肢，其症状不外游走性疼痛，或重着不移，或局部麻木，与"痹在于骨则重，在于脉则血凝而不流"是完全一致的。也就是说三痹指原因，五痹指部位，同样包括症状在内，是可区分而不可分割的。其中有突出的症状，如筋痹的"胁痛"，脉痹的"身时热"，皮痹的"隐轸"，骨痹的"身寒"等，那是病名而不同于风寒湿痹，不能合为一谈。其次，关于脏腑功能障碍的痹，又显然与四肢痹痛麻木有异，一在内脏，一在形体。从脏腑痹症的主要症状说来，心痹是烦闷喘息、咽干噫气，脾痹是肢懒作呕，肺痹是

---

① 蹇跛是行路不正而偏废的样子。

咳嗽气喘，肾痹是腹胀头倾，肠痹是气短泄泻，膀胱痹是小便短赤灼痛，胃痹是食入作吐，均和肢体毫无关涉。这也说明了《内经》所说"五脏皆有合，病久而不去，内舍于其合"，不能不注意到"复感于邪"，尤其是"所谓痹者，各以其时重感于风寒湿之气"，明示了脏腑亏损和形体受病有密切关系。

三十、头痛证类

概论

1. 气上不下，头痛巅疾。《素问·方盛衰论》

2. 厥成为巅疾。《素问·脉要精微论》

3. 三阳独至者，是三阳并至，并至如风雨，上为巅疾。《素问·著至教论》

4. 心烦，头痛，病在鬲中。《素问·五脏生成》

5. 人有病头痛，以数岁不已，当有所犯大寒，内至骨髓，髓者以脑为主，脑逆故令人头痛，齿亦痛。《素问·奇病论》

6. 病热而有所痛者，病热者阳脉也，以三阳之动也，人迎一盛少阳，二盛太阳，三盛阳明。入阴也。夫阳入于阴，故病在头与腹，乃胀而头痛也。《素问·腹中论》

7. 寸口之脉中手短者，曰头痛。《素问·平人气象论》

真头痛证

真头痛，头痛甚，脑尽痛，手足寒至节，死不治。《灵枢·厥病》

偏头痛证

头半寒痛，先取手少阳、阳明，后取足少阳、阳明。《灵

枢·厥病》

太阳头痛证

1. 膀胱足太阳之脉,是动则病冲头痛,目似脱,项如拔。《灵枢·经脉》

2. 邪客于足太阳之络,令人头项肩痛。《素问·缪刺论》

3. 厥头痛,项先痛,腰脊为应,先取天柱,后取足太阳。《灵枢·厥病》

阳明头痛证

1. 头痛耳鸣,九窍不利,肠胃之所生也。《素问·通评虚实论》

2. 厥头痛,面若肿,起而烦心,取之足阳明、太阴。《灵枢·厥病》

3. 头痛,胸满不得息,取之人迎。《灵枢·寒热病》

少阳头痛证

1. 胆足少阳之脉,是主骨所生病者,头痛,颔痛。《灵枢·经脉》

2. 厥头痛,头痛甚,耳前后脉涌有热,泻出其血,后取足少阳。《灵枢·厥病》

太阴头痛证

厥头痛,意善忘,按之不得,取头面左右动脉,后取足太阴。《灵枢·厥病》

少阴头痛证

1. 厥头痛，贞贞头重而痛，泻头上五行行五，先取手少阴，后取足少阴。《灵枢·厥病》

2. 头痛巅疾，下虚上实，过在足少阴、巨阳，甚则入肾。《素问·五脏生成》

厥阴头痛证

1. 厥头痛，头脉痛，心悲善泣，视头动脉反盛者，刺尽去血，后调足厥阴。《灵枢·厥病》

2. 肝气逆则头痛。《素问·脏气法时论》

［附］眩晕证

1. 诸风掉眩，皆属于肝。《素问·至真要大论》

2. 下虚则厥，上虚则眩。《灵枢·卫气》

3. 徇蒙招尤，目瞑耳聋，下实上虚，过在足少阳、厥阴。《素问·五脏生成》

4. 髓海不足，则脑转耳鸣，胫酸，眩冒，目无所见。《灵枢·海论》

5. 邪之所在，皆为不足。故上气不足，脑为之不满，耳为之苦鸣，头为之苦倾，目为之眩。《灵枢·口问》

6. 邪中于项，因逢其身之虚，其入深，则随眼系以入于脑，入于脑则脑转，脑转则引目系急，目系急则目眩以转矣。邪其精，其精所中，不相比也，则精散，精散则视歧，视歧见两物。《灵枢·大惑论》

7. 脉浮而散者为眴仆。《素问·脉要精微论》

【按】《内经》论头痛，以六经作为分类依据，我们在临床上经常以此作为鉴别，但必须结合病因，如风寒、湿痰、郁火、气血亏损等，处方才能中肯，并不是单凭麻黄是太阳经药，葛根是阳明经药，柴胡是少阳经药，或菊花、藁本、蔓荆子、川芎等能治头痛，随便使用，就象俗语所说"头痛医头"，非但无效，甚或有害。

眩晕以肝阳为多见，但也有湿痰中阻，清阳不升，和肾虚、心脾不足等原因，必须按照眩晕的兼症来决定治法。

近年来，我们治疗了几例美尼尔病。这种病的原因直到现在还没有完全清楚，其病理主要是内耳膜迷路积水膨胀，临床表现为眩晕、耳鸣、恶心呕吐、眼球震颤等，听力可逐渐减退，一般以中年男子发病较高。根据中医辨证，则属于肾阴不足者居多，与《内经·海论》所说："髓海不足，则脑转耳鸣，胫酸眩冒"较为近似，但往往兼挟虚火上升及湿痰扰中的证象，如唇舌殷红，口鼻发干，舌苔湿腻及严重呕恶，故治疗多采补肾益阴与化痰和中两法，常用方剂为杞菊地黄丸、左归丸、四逆散、温胆汤及半夏白术天麻汤等方加减，效果尚好。

三十一、心痛证类

概论

1. 心手少阴之脉，是动则病嗌干心痛，渴而欲饮。《灵枢·经脉》

2. 邪在心则病心痛，喜悲，时眩仆，视有余不足而调之其输也。《灵枢·五邪》

3. 大寒且至，心下否痛。《素问·五常政大论》

4. 暴热至，阳气郁发，小便变，寒热如疟，甚则心痛。《素问·五常政大论》

5. 心脉微急，为心痛引背，食不下。《灵枢·邪气脏腑病形》

6. 脉涩则心痛。《素问·脉要精微论》

真心痛证

1. 真心痛，手足青至节，心痛甚，旦发夕死，夕发旦死。《灵枢·厥病》

2. 手心主、少阴厥逆，心痛引喉，身热，死不可治。《素问·厥论》

肝心痛证

1. 厥心痛，色苍苍如死状，终日不得太息，肝心痛也，取

之行间、太冲。《灵枢·厥病》

2. 心痛引小腹满，上下无常处，便溲难，刺足厥阴。《灵枢·杂病》

3. 木郁之发，民病胃脘当心而痛。《素问·六元正纪大论》

4. 厥阴之胜，胃脘当心而痛。《素问·至真要大论》

肾心痛证

1. 厥心痛，与背相控，善瘈，如从后触其心，伛偻者，肾心痛也。先取京骨、昆仑，发狂不已，取然谷。《灵枢·厥病》

2. 心痛引腰脊，欲呕，取足少阴。《灵枢·杂病》

3. 心痛引背不得息，刺足少阴；不已，取手少阳。《灵枢·杂病》

4. 邪客于足少阴之络，令人卒心痛，暴胀，胸胁支满。《素问·缪刺》

肺心痛证

厥心痛，卧若徒居，心痛，间动作，痛益甚，色不变，肺心痛也，取之鱼际、太渊。《灵枢·厥病》

脾心痛证

1. 厥心痛，痛如锥针刺其心，心痛甚者，脾心痛也，取之然谷、太溪。《灵枢·厥病》

2. 心痛，腹胀啬啬然，大便不利，取足太阴。《灵枢·杂病》

胃心痛证

1. 腹胀胸满，心尤痛甚，胃心痛也，取之大都、太白。《灵枢·厥病》

2. 胃病者，腹䐜胀，胃脘当心而痛。《灵枢·邪气脏腑病形》

3. 阳明之复，甚则心痛痞满。《素问·至真要大论》

4. 少阳之胜，热客于胃，烦心心痛，目赤欲呕，呕酸善饥。《素问·至真要大论》

5. 太阳之胜，寒厥入胃，则内生心痛。《素问·至真要大论》

［附］胸痛证

1. 心病者，胸中痛。肾病者，虚则胸中痛。《素问·脏气法时论》

2. 所谓胸痛少气者，水气在脏腑也。水者，阴气也。阴气在中，故胸痛少气也。《素问·脉解》

3. 岁金太过，燥气流行，体重烦冤，胸痛引背，两胁满且痛引少腹。《素问·气交变大论》

4. 岁火不及，寒乃大行，民病胸中痛，胁支满。《素问·气交变大论》

【按】《内经》所说心痛，多指胸痛而言，分为五脏心痛的理由，可能是胸为心之所居，说明肺、肝、脾、肾有病变均能影响胸中。心为阳脏，胸中为阳气所司，凡胸痛症多系寒邪上逆，心阳被郁，因而一般治胸痛常用通阳法。《金匮》治胸痹症胸痛彻背，用桂枝、薤白为主，便是一个例子。从胸痹的痛源在于胃，故伴用瓜蒌、枳实、生姜等来一隅三反，可见五脏心痛除以通阳为主外，必须照顾本脏。

至于真心痛，颇类西医所说的心绞痛。本病为骤起的阵发性疼痛，常放射至两侧肩臂部，有续发急性心肌梗死的可能，故《内经》说："手足青至节，心痛甚，旦发夕死，夕发旦死"，明示预后不良。但据后来文献记载，真心痛用大剂辛热通阳，也可能有疗效。

三十二、胁痛证类

概论

1. 肝病者，两胁下痛引小腹，令人善怒。《素问·脏气法时论》

2. 邪客于足少阳之络，令人胁痛不得息，咳而汗出。《素问·缪刺论》

3. 少阳之厥则胁痛。《素问·厥论》

4. 胆足少阳之脉，是动则病口苦，善太息，心胁痛不能转侧。《灵枢·经脉》

5. 岁金太过，燥气流行，肝木受邪，民病两胁下少腹痛。《素问·气交变大论》

6. 阳明司天，燥气下临，肝气上从，胁痛，目赤。《素问·五常政大论》

寒胁痛证

1. 厥阴之脉者，络阴器，系于肝，寒气客于脉中，则血泣脉急，故胁肋与少腹相引痛矣。《素问·举痛论》

2. 岁火不及，寒乃大行，民病胸中痛，胁支满，两胁痛。《素问·气交变大论》

暑热胁痛证

岁火太过，炎暑流行，甚则胸中痛，胁支满，胁痛。《素问·气交变大论》

血瘀胁痛证

邪在肝则两胁中痛，寒中，恶血在内。《灵枢·五邪》

【按】肝脉布胁，胆脉循胁，故《内经》以胁痛为肝胆两经病。一般胁痛均属于气，经久不愈则影响及血，故后人有久痛入络的说法，即所谓血瘀胁痛。近来，治肝肿大引起的肝区疼痛，多用和络法，收到良好的疗效。

三十三、腰痛证类

概论

1. 腰者肾之府，转摇不能，肾将惫矣。《素问·脉要精微论》

2. 感于寒则病人关节禁固，腰脽痛，寒湿推于气交而为疾也。《素问·六元正纪大论》

3. 阳气郁，民反周密，关节禁固，腰脽痛。《素问·六元正纪大论》

4. 腰痛，上寒刺足太阳、阳明，上热刺足厥阴，不可以俯仰刺足少阳。《素问·刺腰痛论》

5. 腰痛，上寒不可顾刺足阳明，上热刺足太阴。《素问·刺腰痛论》

6. 腰痛不可以转摇，急引阴卵，刺八髎与痛上。《素问·骨空论》

太阳腰痛证

1. 巨阳虚则腰背头项痛。《素问·疟论》

2. 太阳所至为腰痛。《素问·六元正纪大论》

3. 足太阳脉令人腰痛，引项脊尻背如重状，刺其郄中太阳正经出血，春无见血。《素问·刺腰痛论》

4.膀胱足太阳之脉，挟脊抵腰，是动则病脊痛，腰似折。《灵枢·经脉》

5.腰痛挟脊而痛至头，几几然，目晄晄欲僵仆，刺足太阳郄中出血。《素问·刺腰痛论》

6.会阴之脉令人腰痛，痛上漯漯然汗出，汗干令人欲饮，饮已欲走，刺直阳之脉上三痏，在跻上郄下五寸横居，视其盛者出血。《素问·刺腰痛论》

7.解脉①令人腰痛，痛引肩，目晄晄然，时遗溲，刺解脉，在膝筋肉分间，郄外廉之横脉出血，血变而止。《素问·刺腰痛论》

8.解脉令人腰痛如引带，常如折腰状，善恐，刺解脉，在郄中结络如黍米，刺之血射以黑，见赤血而已。《素问·刺腰痛论》

9.衡络②之脉。令人腰痛，不可以俯仰，仰则恐仆，得之举重伤腰，衡络绝，恶血归之，刺之在郄阳筋之间，上郄数寸，衡居为二痏出血。《素问·刺腰痛论》

阳明腰痛证

阳明令人腰痛，不可以顾，顾如有见者，善悲，刺阳明于胻前三痏，上下和之出血，秋无见血。《素问·刺腰痛论》

少阳腰痛证

1.少阳令人腰痛，如以针刺其皮中，循循然不可以俯仰，

---

① 解脉：即足太阳之中经。
② 衡络：从腰中横入髀外后廉，下与太阳中经合用腘中。

不可以顾，刺少阳成骨之端出血，成骨在膝外廉之骨独起者，夏无见血。《素问·刺腰痛论》

2. 同阴之脉①令人腰痛，痛如小锤居其中，怫然肿，刺同阴之脉，在外踝上绝骨之端，为三痏。《素问·刺腰痛论》

3. 肉里之脉②令人腰痛，不可以咳，咳则筋缩急，刺肉里之脉为三痏，在太阳之外，少阳绝骨之后。《素问·刺腰痛论》

太阴腰痛证

1. 邪客于足太阴之络，令人腰痛，引少腹控䏚，不可以仰息。《素问·缪刺论》

2. 散脉③令人腰痛而热，热甚生烦，腰下如有横木居其中，甚则遗溲，刺散脉，在膝前骨肉分间，络外廉束脉为三痏。《素问·刺腰痛论》

少阴腰痛证

1. 足少阴令人腰痛，痛引脊内廉，刺少阴于内踝上二痏，春无见血；出血太多，不可复也。《素问·刺腰痛论》

2. 肾盛怒不止则伤志，志伤则喜忘其前言，腰脊不可以俯仰屈伸。《灵枢·本神》

3. 有病厥者，诊右脉沉而紧，左脉浮而迟，冬诊之右脉固当沉紧，此应四时；左脉浮而迟，此逆四时。在左当主病在肾，颇关在肺，当腰痛也。少阴脉贯肾络肺，今得肺脉，肾为之病，

---

① 同阴脉：为足少阳之别。

② 肉里脉：为少阳所生，阳维之脉气所发。

③ 散脉：足太阴之别。

故肾为腰痛之病也。《素问·病能论》

4. 肾脉搏坚而长，其色黄而赤者，当病折腰。《素问·脉要精微论》

5. 足少阴之别，其病虚则腰痛。《灵枢·经脉》

厥阴腰痛证

1. 厥阴之脉令人腰痛，腰中如张弓弩弦，刺厥阴之脉，在腨踵鱼腹之外，循之累累然乃刺之；其病令人善言，默默然不慧，刺之三痏。《素问·刺腰痛论》

2. 肝足厥阴之脉，是动则病腰痛，不可以俯仰。《灵枢·经脉》

跻脉腰痛证

昌阳之脉①令人腰痛，痛引膺，目䀮䀮然，甚则反折，舌卷不能言，刺内筋为二痏，在内踝上大筋前，太阴后上踝二寸所。《素问·刺腰痛论》

维脉腰痛证

1. 阳脉之脉，令人腰痛，痛上怫然肿，刺阳维之脉，脉与太阳合腨下间，却地一尺所。《素问·刺腰痛论》

2. 飞阳之脉②，令人腰痛，痛上怫怫然，甚则悲以恐，刺飞阳之脉，在内踝上五寸，少阴之前，与阴维之会。《素问·刺腰痛论》

---

① 昌阳脉：即阳跻脉。

② 飞阳脉：即阴维脉。

【**按**】《内经》根据经络来阐述各种腰痛，并以"腰者肾之府"说明肾与腰的关系。后人发展此说，认为肾虚是腰痛的重要内因，其他如风寒、寒湿、湿热、血涩、气滞以及劳伤等均能影响经络，引致腰痛。《七松岩集》里说："腰痛有虚实之分。所谓虚者是两肾之精气神自虚也，凡言虚者皆两肾自病。所谓实者是肾家自实，是两腰经络血脉之中为湿痰瘀血凝滞而不通为痛。"言简意赅，可供参考。

在临床上，我们所看到的内伤腰痛多属肾虚，治疗时须先辨别偏于肾阴虚还是肾阳虚。肾虚腰痛的共同症状是腰膝酸软，偏于肾阳虚的则面㿠舌淡，常有神疲气短、腰腿怕冷，少腹拘急等症，脉象虚弱或沉细；如偏于肾阴虚，每多口燥、舌红、咽干、心烦失眠等虚火上炎症状，耳鸣亦较多见，脉象细数，间有洪数无力者。在治疗方面，补阴和补阳各有不同的方法。

三十四、肩背痛证类

概论

1. 背者，胸中之府，背曲肩随，府将坏矣。《素问·脉要精微论》

2. 二阳一阴发病，主惊骇，背痛。《素问·阴阳别论》

3. 寸口脉中手促上击者，曰肩背痛。《素问·平人气象论》

肩背痛证

1. 肺手太阴之脉，是主肺所生病者，气盛有余则肩背痛，气虚则肩背痛寒。《灵枢·经脉》

2. 肺病者，喘咳逆气，肩背痛。《素问·脏气法时论》

3. 邪在肾则肩背痛。《灵枢·五邪》

寒邪背痛证

寒气客于背俞之脉则脉泣，脉泣则血虚，血虚则痛。按之则热气至，热气至则痛止矣。《素问·举痛论》

气滞背痛证

1. 秋脉其气来毛而中央坚，两旁虚，此谓太过，太过则令人逆气，而背痛愠愠然。《素问·玉机真脏论》

2. 背与心相控而痛，所治天突与十椎及上纪。上纪者，胃

脘也。《素问·气穴论》

[附] 项痛证

1. 大风，颈项痛，刺风府。《素问·骨空论》

2. 项痛不可俯仰，刺足太阳；不可以顾，刺手太阳也。《灵枢·杂病》

【按】肩部及背部为足太阳经循行的部位，为肺之分野，而督脉贯于脊内，主一身之阳，其病就有虚实的区别。我们意味着《内经》所说的"背曲肩随"和"肩背痛"症，皆指督脉病和肺经病；"寒气客于背俞"和"大风，颈项痛"，皆指太阳经病；气滞一类则似胸痛彻背的胸痹证，因胸痛而放射及背，不属背痛本病。

三十五、腹痛证类

概论

1.岁土太过，雨湿流行，肾水受邪，民病腹痛，清厥，意不乐，体重烦冤。《素问·气交变大论》

2.岁木不及，燥乃大行，民病中清，少腹痛，肠鸣溏泄。《素问·气交变大论》

3.小肠病者，小腹痛，腰脊控睾而痛；膀胱病者，小腹偏肿而痛。《灵枢·邪气脏腑病形》

寒腹痛证

1.寒气客于小肠，小肠不得成聚，故后泄腹痛矣。《素问·举痛论》

2.寒气客于肠胃之间，膜原之下，血不得散，小络急引，故痛。《素问·举痛论》

3.邪在脾胃，阳气不足，阴气有余，则寒中肠鸣腹痛。《灵枢·五邪》

热腹痛证

1.岁少阴在泉，热淫所胜，民病腹中常鸣，气上冲胸，少腹中痛，腹大。《素问·至真要大论》

2.火郁之发，民病腹中暴痛。《素问·六元正纪大论》

3.热气留于小肠，肠中痛，瘅热焦渴，则坚干不得出，故痛而闭不通矣。《素问·举痛论》

血结腹痛证

厥气客于阴股，寒气上及少腹，血泣在下相引，故腹痛引阴股。《素问·举痛论》

水结腹痛证

1.膀胱病者，小腹偏肿而痛，以手按之，即欲小便而不得。《灵枢·邪气脏腑病形》

2.小腹痛肿，不得小便，邪在三焦，取之太阳大络。《灵枢·四时气》

【按】中医诊治腹病，以大腹属太阴，脐腹正中属少阴，脐下为小腹属冲任，小腹左右为少腹属厥阴。由于《内经》谓"人身背为阳，腹为阴"，故总的说来腹部皆属阴。正因为腹部属阴，喜温恶寒，后人认为寒证为多，热证为少，并认为不通则痛，通则不痛，故治法多取温散辛通。当然，这只是指一般而言。后世医家又补充食滞及气郁等所致的腹痛。食滞腹痛多有脘痛胀痛拒按，恶食，嗳腐，或痛而欲泻，得泻痛减，苔腻，脉象滑实或沉滑，如食滞化热，则胀痛更甚；气郁腹痛乃情志所伤，肝木乘土，脘闷，腹胀疼痛，嗳气，矢气。治法前者宜和中消食，行气导滞；后者宜调理肝脾，和胃降逆，与寒热腹痛等治法迥异。至于阳明腑实、霍乱、虫证、疝气、癥瘕积聚、肠痈及妇科疾患所引致之腹痛，则不属本章讨论范围。

三十六、疝气病类

概论

1. 病在少腹，腹痛不得大小便，病名曰疝，得之寒。《素问·长刺节论》

2. 任脉为病，男子内结七疝①。《素问·骨空论》

心疝证

1. 诊得心脉而急，病名心疝，少腹当有形也。心为牡脏，小肠为之使，故曰少腹当有形也。《素问·脉要精微论》

2. 心脉搏滑急为心疝。《素问·大奇论》

3. 阳明滑则病心风疝。《素问·四时刺逆从论》

4. 心脉微滑为心疝引脐，小腹鸣。《灵枢·邪气脏腑病形》

5. 心疝暴痛，取足太阴、厥阴，尽刺去其血络。《灵枢·热病》

肺疝证

1. 肺脉沉搏为肺疝。《素问·大奇论》

2. 少阴滑则病肺风疝。《素问·四时刺逆从论》

---

① 七疝：指疝有七种，文献上有好几种说法，马莳认为《内经》的七疝系五脏疝及狐疝、癫疝，但后世一般均作寒疝、水疝、筋疝、血疝、气疝、狐疝、癫疝。

脾疝证

1. 脾脉微大为疝气，腹里大，脓血在肠胃之外。《灵枢·邪气脏腑病形》

2. 太阴滑则病脾风疝。《素问·四时刺逆从论》

肝疝证

1. 肝脉大急沉为疝。《素问·大奇论》

2. 少阳滑则病肝风疝。《素问·四时刺逆从论》

肾疝证

1. 肾脉大急沉为疝。《素问·大奇论》

2. 太阳滑则病肾风疝。《素问·四时刺逆从论》

癫疝证①

1. 三阳为病，发寒热，其传为癫疝。《素问·阳阳别论》

2. 厥阴所谓癫疝、妇人少腹肿者，厥阴者，辰也，三月阳中之阴，邪在中，故曰癫疝、少腹肿也。《素问·脉解》

3. 阳明司天，燥淫所胜，丈夫癫疝。《素问·至真要大论》

4. 阳明之胜，内为嗌塞，外发癫疝。《素问·至真要大论》

㿉疝证②

1. 肝足厥阴之脉，是动则病丈夫㿉疝。《灵枢·经脉》

---

① 疝：一般指阴囊肿大而无痛痒感觉，但《内经》于妇女少腹肿亦称疝。

② 㿉疝：指男女生殖器溃肿流脓。

2. 足阳明之筋，其病㿉疝，腹筋急。《灵枢·经筋》

3. 肝脉滑甚为㿉疝。《灵枢·邪气脏腑病形》

狐疝证[①]

1. 肝足厥阴之脉，是主肝所生病者，狐疝。《灵枢·经脉》

2. 肾下则腰尻痛，不可以俯仰，为狐疝。《灵枢·本脏》

3. 厥阴滑则病狐疝。《素问·四时刺逆从论》

卒疝证[②]

1. 邪客于足厥阴之络，令人卒疝暴痛。《素问·缪刺论》

2. 足厥阴之别，其病气逆则睾肿卒疝。《灵枢·经脉》

冲疝证

督脉为病，从少腹上冲心而痛，不得前后，为冲疝。《素问·骨空论》

疝瘕证

1. 脾风弗治，脾传之肾，病名曰疝瘕，少腹冤热而痛，出白，一名曰蛊。《素问·玉机真脏论》

2. 脉急者曰疝瘕，少腹痛。《素问·平人气象论》

3. 寸口脉沉而弱，曰寒热及疝瘕，少腹痛。《素问·平人气象论》

【按】《内经》的疝气病有两种含义，一为剧烈腹痛，一为

---

① 狐疝：指睾丸卧则入小腹，行立则入阴囊，如狐之出没无常。

② 卒疝：即猝疝，猝然剧痛。

外生殖器肿痛，与西医所说的疝以及中医一般所指的疝气，不能混谈。剧烈腹痛的疝气与一般腹痛亦不同，痛时拒按，凹凸有形如山状。《七松岩集》说："疝之取义，因气之所积，久而不散，日积月累，似土之久积而成形也。本无形虚假之气，随所积之处便痛，痛时便有形可征。"据此，疝气腹痛和癥瘕有类似地方，故《内经》又有疝瘕之称谓。

《内经》认为七疝的发病均与任脉有关，但也指出与肝经的关系极为密切。其诱因可由于感受风寒湿热之邪，亦常因于房事不节、过度劳累或哀哭忿怒而发。后世对疝气的发病尤侧重于肝经，如金代张子和说："诸疝皆归肝经。"目前中医一般所指的疝气，其主症为睾丸偏坠，肿胀疼痛，出入上下，其中以气疝、寒疝为多。故对疝气的治疗，应以温肝、疏肝为大法。

三十七、前阴病类

概论

1.前阴者，宗筋之所聚，太阴、阳明之所合也。《素问·厥论》

2.茎垂者，身中之机，阴精之候，津液之道也。《灵枢·刺节真邪》

阴痿证①

1.经筋之病，热则筋驰纵不收，阴痿不用。《灵枢·经筋》

2.足厥阴之筋，其病阴器不用，伤于内则不起。《灵枢·经筋》

3.太阴司天，湿气下临，肾气上从，胸中不利，阴痿气大衰而不起不用。《素问·五常政大论》

4.肾脉大甚为阴痿。《灵枢·邪气脏腑病形》

阴缩证

1.足厥阴之筋，伤于寒则阴缩入。《灵枢·经筋》

2.肝脉微大为阴缩。《灵枢·邪气脏腑病形》

3.肝悲哀动中则伤魂，魂伤则狂妄不精，不精则不正，当

---

① 阴痿：即前阴不举，亦称阳痿。

人阴缩而挛筋。《灵枢·本神》

阴纵证 ①

1. 足厥阴之筋，伤于热则纵挺不收。《灵枢·经筋》

2. 足厥阴之别结于茎，其病实则挺长。《灵枢·经筋》

阴痒证

足厥阴之别结于茎，其病虚则暴痒。《灵枢·经脉》

阴痛证（卵痛）

1. 足太阴之筋，其病阴器纽痛，下引脐。《灵枢·经筋》

2. 男子色在于面王，为小腹痛，下为卵痛，其圜直为茎痛。《灵枢·五色》

阴疮证

太阳之胜，阴中乃疡，隐曲不利，治以甘热。《素问·至真要大论》

【按】足厥阴之脉环绕阴器，故《内经》于前阴疾患多从肝经本身考虑，太阴等仅指外因湿气而已。

根据我们临床所见，一般阴缩、阴痛常因肝经受寒引起，阴痿、阴纵则与命门有关。命门包含真阴真阳，也叫元精元阳。真阳虚能使性欲衰退，阴精虚反使阳亢而为相火妄动，故治阴痿常用壮阳，阴纵常用泻火法。但正因为命门包含阴阳二气，故壮阳中必须滋阴，泻火时不能离开壮水。《齐有堂医案》载有

---

① 阴纵：即阳强证。

强阳壮精丹治阳痿，用鹿茸、附子、巴戟、肉桂等扶阳，又用熟地、白芍、麦冬等滋阴。据他说："用热药于补水之中，则火起而不愁炎烧之祸。"我们用此方治疗多人，也证实了效果明显，且无流弊。

三十八、遗精病类

概论

肾者主蛰，封藏之本，精之处也。《素问·六节藏象论》

梦遗证

厥气客于阴器，则梦接内。《灵枢·淫邪发梦》

滑精证

心怵惕思虑则伤神，神伤则恐惧，流淫而不止。恐惧而不解则伤精，精伤则骨酸痿厥，精时自下。《灵枢·本神》

【按】遗精一症，中医认为是肝肾两经的病，有梦而遗者为肝经相火旺；无梦滑泄者为肾阴不足，精关不固。相火旺当清当泻，肾阳不足当补当摄，虚实之间，不能颠倒。但由于《内经》谓"心怵惕思虑则伤神"，故在辨证上也重视心经，称为心肾不交；还吸取道家心为婴孩，肾为姹女，脾为黄婆之说，对心肾不交的治法，注意到脾经。我们临床上体会这些方法，用之得当，都有相当疗效。此外，目前临床上常用的金锁固精丸和锁阳固精丸等成方，均有其一定的适应证和效用，如果见到遗精病就用这类药品治疗，效果往往不显著，这也说明了中医治病是着重辨证的。

三十九、小便病类

概论

1. 诸病水液，澄澈清冷，皆属于寒。《素问·至直要大论》

2. 诸转反戾，水液浑浊，皆属于热。《素问·至真要大论》

3. 中气不足，溲便为之变。《灵枢·口问》

4. 三焦者，足少阳、太阳之别也，实则闭癃，虚则遗溺。《灵枢·本输》

5. 督脉为病，癃、痔、遗溺。《素问·骨空论》

6. 肝足厥阴之脉，是主肝所生病者，遗溺，闭癃。《灵枢·经脉》

7. 膀胱不利为癃，不约为遗溺。《素问·宣明五气》

小便不利证

1. 酸走筋，多食之，令人癃。《灵枢·五味论》

2. 酸入于胃，其气涩以收，上之二焦，弗能出入也，不出即留于胃中，胃中和温则下注膀胱，膀胱之胞薄以懦，得酸则缩绻，约而不通，水道不行，故癃。《灵枢·五味论》

3. 有癃者，一日数十溲，此不足也。《素问·奇病论》

4. 形有余则腹胀，泾溲不利。《素问·调经论》

5. 涸流之纪，是谓反阳，其病癃闭。《素问·五常政大论》

6.内闭不得溲，刺足少阴、太阳与骶上以长针。《灵枢·癫狂》

小便黄证

1.小便黄者，小腹中有热也。《素问·评热病论》

2.肝热病者，小便先黄。《素问·刺热论》

遗尿证

1.肝脉微滑为遗溺。《灵枢·邪气脏腑病形》

2.虚则遗溺，遗溺则补之。《灵枢·本输》

淋浊证（白淫）

1.阳明司天，初之气，其病小便黄赤，甚则淋。《素问·六元正纪大论》

2.不远热则热至，热至则淋闷之病生矣。《素问·六元正纪大论》

3.少阳在泉，客胜，甚则下白溺白。《素问·至真要大论》

4.思想无穷，所愿不得，意淫于外，入房太甚，宗筋弛纵，发为筋痿，及为白淫。《素问·痿论》

【按】小便系膀胱所司，《内经》里却提出了肾、肝、脾、三焦及督脉等关系，主要是着重在气化。中医认为小便的变化和肝气的疏泄、脾脏中气的运化、三焦之气的决渎，尤其是肾经和督脉阳气的温养有密切关系。在此理论上，结合小便色、量和次数等诊断，病情可无遁形。事实告诉我们，中医除利湿用通小便方法外，对于其他原因所致的小便不利或小便不禁，很少用通利或止涩法治疗。例如，水肿病的小便不利，实者从三焦理气，虚则从肾脏温化；又如郁结证，小便量少频数、小腹时觉胀滞，常用疏肝法。后人还用升提法和开肺法治疗小便不利，则在《内经》的基础上又发展了一步。使我们体会到运用中医理论探讨或治疗疾病时，不能孤立地谈某一实质脏腑的病变，而应从局部联系到相关的脏腑经络、气血津液等，予以全面考虑，然后再作出适当地处理。

四十、虫病类

概论

1.喜怒不适，食饮不节，寒温不时，则寒汁流于肠中，流于肠中则虫寒，虫寒则积聚，守于下管，则肠胃充廓，卫气不营，邪气居之，人食则虫上食。《灵枢·上膈》

2.气为上膈者，食饮入而还出；虫为下膈，下膈者，食晬时乃出。《灵枢·上膈》

3.肘后粗以下三四寸热者，肠中有虫。《灵枢·论疾诊尺》

虫痛证

1.胸胁暴痛，下引少腹，善太息，虫食甘黄，气客于脾。《素问·气交变大论》

2.心肠痛，侬作痛，肿聚往来上下行，痛有休止，腹热喜渴涎出者，是蛟蛕①也。《灵枢·厥病》

【按】《内经》提出的虫证，比较明确的是肠寄生虫，如蛔虫。后世医家则有更多的发现，如《医统》记载，就有伏虫、蛔虫、白虫、内虫、肺虫、胃虫、弱虫、赤虫、蛲虫等九种之多。该书并提出严重的虫证可以威胁人的生命，如"蛔虫长一尺许，轻则呕吐、腹痛，重则贯心杀人"，根据症状的描述，颇类胆道蛔虫病。

---

① 蛟蛕：即蛔虫。

四十一、五官病类

概论

1. 诸脉者皆属于目。肝受血而能视。《素问·五脏生成》

2. 五脏六腑之精气，皆上注于目而为之精，精之窠为眼，骨之精为瞳子，筋之精为黑眼，血之精为络，其窠气之精为白眼，肌肉之精为约束，裹撷筋骨血气之精而与脉并为系，上属于脑，后出于项中。《灵枢·大惑论》

3. 目者，五脏六腑之精也，营卫魂魄之所常营也，神气之所生也。故神劳则魂魄散，志意乱。是故瞳子黑眼法于阴，白眼赤脉法于阳也，故阴阳合传而精明也。《灵枢·大惑论》

4. 夫精明者，所以视万物，别白黑，审短长。以长为短，以白为黑，如是则精衰矣。《素问·脉要精微论》

5. 肾气通于耳，肾和则耳能闻五音矣。《灵枢·脉度》

6. 少阳根于窍阴，结于窗笼。窗笼者，耳中也。《灵枢·根结》

7. 肺气通于鼻，肺和则鼻能知臭香矣。《灵枢·脉度》

8. 五气入鼻，藏于心肺，心肺有病而鼻为之不利也。《素问·五脏别论》

9. 喉主天气，咽主地气。《素问·太阴阳明论》

10. 咽喉者，水谷之道也。喉咙者，气之所以上下者也。会厌者，音声之户也。口唇者，音声之扇也。舌者，音声之机也。悬雍垂者，音声之关也。颃颡者，分气之所泄也。横骨者，神气所使，主发舌者也。《灵枢·忧恚无言》

目赤痛证

1. 诊目痛，赤脉从上下者太阳病，从下上者阳明病，从外走内者少阳病。《灵枢·论疾诊尺》

2. 邪客于足阳跷之脉，令人目痛，从内眦始。《素问·缪刺论》

3. 目中赤痛，从内眦始，取之阴跷。《灵枢·热病》

目不明证

1. 气脱者，目不明。《灵枢·决气》

2. 肝病者，虚则目䀮䀮无所见。《素问·脏气法时论》

3. 五十岁肝气始衰，肝叶始薄，胆汁始灭，目始不明。《灵枢·天年》

4. 上液之道开则泣，泣不止则液竭，液竭则精不灌，精不灌则目无所见矣，故命曰夺精。《灵枢·口问》

目翳证①

暴热乃至，赤风瞳翳。《素问·本病论

眦疡证

1. 水火寒热持于气交而为病，民病目赤眦疡。《素问·六元

———————

① 目翳：即眼生白膜，障碍视线，也叫外障。

正纪大论》

2.岁金太过，燥气流行，肝木受邪，民病目赤痛，眦疡。
《素问·气交变大论》

3.阳明司天，燥淫所胜，民病目昧眦疡。《素问·至真要
大论》

流泪证

1.夫风之中目也，阳气内守于精，是火气燔目，故见风则
泣下。《素问·解精微论》

2.风气与阳明入胃，循脉而上至目内眦，其人肥则风气不
得外泄，则为热中而目黄；人瘦则外泄而寒，则为寒中而泣出。
《素问·风论》

3.心悲气并则心系急，心系急则肺举，肺举则液上溢。夫
心系与肺不能常举，乍上乍下，故咳而泣出矣。《灵枢·五癃津
液别》

耳聋证

1.邪客于手阳明之络，令人耳聋，时不闻音。《素问·缪
刺论》

2.太阴在泉，湿淫所胜，民病耳聋，浑浑焞焞。《素问·气
交变大论》

3.岁金太过，燥气流行，肝木受邪，民病耳无所闻。《素
问·气交变大论》

4.岁火太过，炎暑流行，肺金受邪，民病耳聋。《素问·气

交变大论》

5.肝气逆则耳聋不聪。《素问·脏气法时论》

6.手太阳厥逆，耳聋泣出。《素问·厥论》

7.少阳之厥，则暴聋、颊肿而热。《素问·厥论》

8.暴厥而聋，偏塞闭不通，内气暴薄也。《素问·通评虚实论》

9.暴聋气蒙，耳目不明，取天牖。《灵枢·寒热病》

10.聋而不痛者，取足少阳；聋而痛者，取手阳明。《灵枢·杂病》

11.精脱者，耳聋。《灵枢·决气》

12.肺病者，虚则耳聋。《素问·脏气法时论》

耳鸣证

1.厥阴之胜，耳鸣头眩，愦愦欲吐。《素问·至真要大论》

2.太阳所谓耳鸣者，阳气万物盛上而跃，故耳鸣也。《素问·脉解》

3.少阳所至为耳鸣。《素问·六元正纪大论》

4.心脉微涩为耳鸣。《灵枢·邪气脏腑病形》

5.手太阳之筋，其支者入耳中，直者出耳上，下结于颔，其病应耳中鸣痛引颔。《灵枢·经筋》

6.上气不足，耳为之苦鸣。《灵枢·口问》

7.髓海不足，则脑转耳鸣。《灵枢·海论》

8.液脱者，脑髓消，耳数鸣。《灵枢·决气》

9.耳者，宗脉之所聚也。故胃中空则宗脉虚，虚则下溜，

脉有所竭者，故耳鸣，补客主人，手大指爪甲上与肉交者也。《灵枢·口问》

耳脓证

耳痛不可刺者，耳中有脓，若有干耵聍，耳无闻矣。《灵枢·厥病》

鼻鼽证 [①]

1.春善病鼽衄。《素问·金匮真言论》

2.人之鼻洞涕出不收者，颃颡不开，分气失也。《灵枢·忧恚无言论》

3.足太阳之别，实则鼽窒，头背痛；虚则鼽衄。《灵枢·经脉》

4.阳明所至为鼽嚏。《素问·六元正纪大论》

5.少阴之复，燠热内作，烦躁鼽嚏。《素问·至真要大论》

鼻渊证 [②]

1.胆移热于脑，则辛颎鼻渊。鼻渊者，浊涕下不止也。《素问·气厥论》

2.少阴之复，甚则入肺，咳而鼻渊。《素问·至真要大论》

喉痛证

1.邪客于足少阴之络，令人嗌痛不可纳食，无故善怒。《素

---

① 鼻鼽：即鼻流清涕。

② 鼻渊：俗称脑漏。

问·缪刺论》

2. 肾足少阴之脉，是主肾所生病者，咽肿上气，嗌干及痛。《灵枢·经脉》

3. 小肠手太阳之脉，是动则病嗌痛、颔肿。《灵枢·经脉》

喉痹证

1. 一阴一阳结，谓之喉痹。《素问·阴阳别论》

2. 少阳所至为喉痹。《素问·六元正纪大论》

3. 邪客于手少阳之络，令人喉痹舌卷，口干心烦。《素问·缪刺论》

4. 三焦手少阳之脉，是动则病嗌肿喉痹。《灵枢·经脉》

5. 手阳明、少阳厥逆，发喉痹嗌肿。《素问·厥论》

6. 喉痹舌卷，口中干，烦心，心痛，臂内廉痛不可及头，取手小指、次指爪甲下去端如韭叶。《灵枢·热病》

7. 喉痹不能言，取足阳明；能言，取手阳明。《灵枢·杂病》

喉干证

1. 火气高明，心热烦，嗌干善渴。《素问·五常政大论》

2. 三阳者，至阳也，病起疾风，干嗌喉塞。《素问·著至教论》

3. 厥阴所谓甚则嗌干热中者，阴阳相薄而热，故嗌干也。《素问·脉解》

4. 督脉者，病嗌干。《素问·骨空论》

5.嗌干，口中热如胶，取足少阴。《灵枢·杂病》

音暗证

1.邪入于阴，转则为暗。《灵枢·九针论》

2.五邪所乱，搏阴则为暗。《素问·宣明五气》

3.寒气客于厌，则厌不能发，发不能下至，其开阖不至，故无音。《灵枢·忧恚无言》

4.太阳之所谓入中为暗者，阳盛已衰，故为暗；内夺而厥，则为暗俳，此肾虚也。《素问·脉解》

5.心脉涩甚为暗。《灵枢·邪气脏腑病形》

6.人有重身九月而暗，胞之络脉绝也。胞络者，系于肾，少阴之脉贯肾系舌本，故不能言。无治也，当十月复。《素问·奇病论》

7.肝脉骛暴，有所惊骇，脉不至，若暗，不治自已。《素问·大奇论》

【按】本篇包括眼、耳、鼻和咽喉的病症。由于均系局部疾患，症状比较简单，容易与西医病名如结膜炎、虹膜睫状体炎、中耳炎、鼻旁窦炎、萎缩性鼻膜炎、咽炎和扁桃体炎等相联系。但有些地方还是不能过早地强求结合，尤其是中西医理论体系不同，如果不从理论上研究，单从症状上认为某些病就是西医的什么病，这对学习中医学是无补实际的，而且也不可能创造性的作出更好成就。

中医从整体出发，认为形体各组织并不是孤立的，而是有密切联系的。例如：《内经》上以肝开窍于目，肾开窍于耳，肺开窍于鼻，又认为咽喉为肺气出入的径路，肺为发声之器，喉为音声的门户，这些理论说明肝、肾、肺在生理上与目、耳、鼻、咽喉息息相通。再如足太阳经起于目内眦，足少阳经起于目锐眦，任脉入目，足厥阴经系目系；足阳明经上耳前，足少阳经下耳后，其支者入耳中，手少阳经支者亦从耳后入耳中；足阳明经起于鼻，交颊中，下循鼻外，手太阳经支者抵鼻，督脉至鼻柱；足阳明经支者循喉咙，足太阴经挟咽，手少阴经支者从心系上挟咽，手太阳经循咽，足少阴经直者循喉咙，足厥阴经循喉咙之后等，又说明经脉和目、耳、鼻、咽的关联。从这些关系中可以明确内因或外因都能引起五官疾患，而在目、耳、鼻、咽的同一病症中，又必须分别表里、虚实、寒热。临床经验告诉我们，同是目眩，或补肝，或清肝；同一目赤，或祛风热，或引火归元；同一鼻渊，或清利湿热，或意在凉胆；举例来说：鼻渊是鼻科中较为常见的疾患，我们过去常用辛夷、白芷、苍耳子、藁本、川芎、防风、山栀、薄荷、通草等药，重在通脑、清利肝胆湿热，有获效的，也有经治后无显著变化的。后来阅读李冠仙《仿寓意草》，他治疗鼻渊的方法是根据《内经》所说"胆热移于脑，则辛颏鼻渊"的理论，采用凉胆法为主而取得满意疗效，方用犀角地黄汤合温胆汤加减。李氏并反对一味用辛夷、苍耳等通脑之药，立论精当，对我们启发很大。我们还看到《续名医类案》中吴孚先治脾肺气陷所致之鼻渊久病患者，用补中益气汤而治愈。说明中医治疗，决不是一病一法，更谈不到一方一药。我们深深体会到中医学整体观念和辨证论治法则的优越性，中医的理论和实践确能大大丰富西医学内容，中西医必须密切的团结合作。

四十二、口腔病类

概论

1.脾气通于口，脾和则口能知五谷矣。《灵枢·脉度》

2.心气通于舌，心和则舌能知五味矣。《灵枢·脉度》

3.备化之纪，其主口；升明之纪，其主舌。《素问·五常政大论》

4.齿者，骨之所终也。《灵枢·五味论》

口甘证

有病口甘者，此五气之溢也，名曰脾瘅，夫五味入口，藏于胃，脾为之行其精气，津液在脾，故令人口甘也。治之以兰，除陈气也。《素问·奇病论》

口苦证

有病口苦，病名曰胆瘅。夫肝者，中之将也，取决于胆，咽为之使，此人者，数谋虑不决，故胆虚气上溢，而口为之苦。治之以胆募、俞。《素问·奇病论》

口糜证

1.膀胱移热于小肠，鬲肠不便，上为口糜。《素问·气厥论》

2.少阳之复，大热将至，火气内发，上为口糜。《素问·至真要大论》

口疮证

岁金不及，炎火乃行，民病口疮。《素问·气交变大论》

口㖞证

1.胃足阳明之脉，是主血所生病者，口㖞唇胗。《灵枢·经脉》

2.足之阳明、手之太阳筋急，则口目为僻，眦急不能卒视。《灵枢·经筋》

3.足阳明之筋，其病卒口僻急者目不合，热则筋纵目不开，颊筋有寒则急引颊移口，有热则筋弛纵缓不胜收，故僻。治之以马膏膏其急者，以白酒和桂以涂其缓者，以桑钩钩之，即以生桑灰置之坎中，高下以坐等，以膏熨急颊，且饮美酒，噉美炙肉，不饮酒者，自强也，为之三拊而已。治在燔针劫刺，以知为数，以痛为腧。《灵枢·经筋》

舌强证 ①

1.脾足太阴之脉，是动则病舌本强。《灵枢·经脉》

2.厥阴司天，风淫所胜，民病舌本强。《素问·至真要大论》

---

① 舌强：指转动不利，言语不清晰。

舌卷证

1. 心病者，舌卷短。《灵枢·五阅五使》

2. 手少阳之筋，其病舌卷。《灵枢·经筋》

3. 心脉搏坚而长，当病舌卷不能言。《素问·脉要精微论》

4. 肝者，筋之合也。筋者，聚于阴器而脉络于舌本也。故脉弗荣则筋急，筋急则引舌与卵。《灵枢·经脉》

5. 厥阴终者，中热嗌干，善溺，心烦，甚则舌卷，卵上缩而终矣。《灵枢·终始》

舌纵证

舌纵涎下，烦悗，取足少阴。《灵枢·寒热病》

重舌证

重舌，刺舌柱以铍针也。《灵枢·终始》

啮舌证

人之自啮舌者，此厥逆走上，脉气辈至也。少阴气至则啮舌。《灵枢·口问》

重言证 ①

其厌大而厚则开阖难，其气出迟，故重言也。《灵枢·忧恚无言》

---

① 重言：指口吃。但这里所说的是局部发音器之一即会厌大厚而影响的口吃，不是一般所见的口吃症。此外，重言义指言语重复反复，乃系虚弱证，不属舌病。

齿痛证

1.少阴在泉，热淫所胜，民病齿痛。《素问·至真要大论》

2.大肠手阳明之脉，是动则病齿痛。《灵枢·经脉》

3.齿痛不恶清饮，取足阳明；恶清饮，取手阳明。《灵枢·杂病》

龋齿证

1.诊龋齿痛，按其阳之来有过者独热，在左左热，在右右热，在上上热，在下下热。《灵枢·论疾诊尺》

2.手阳明之别，名曰偏历，实则龋聋，虚则齿寒痹隔。《灵枢·经脉》

3.齿龋，刺手阳明；不已，刺其脉入齿中，立已。《素问·缪刺论》

【按】本篇包括口、舌、齿三方面，中医亦从内脏和经络的关系分别诊治。其中口㖞、舌强常见于中风（单纯的口㖞也可能是面神经麻痹）；口糜似为口腔感染；口甘和口苦等不仅是一个病症，还可作为临床诊断。举例来说，一般疾病中见到口有甜味的症状，大多脾胃有湿，有苦味的大多肝胆有热，根据《内经》理论，诊断十分可靠。同时我们也看到一口甘病例，一年来只觉口甜，饮白水如糖汤，经各医院治疗得不到结论。我们结合舌苔厚腻，胞膈有时痞闷，依照《内经》治之以兰的原则，用佩兰、藿香、朴花、蔻壳、佛手、竹茹、苡仁等轻灵清化之品，一周内即告痊愈。

关于牙齿疾患，《内经》提出齿痛和龋齿，后世又补充牙痛、牙疳、骨槽风、多骨疽等病。在原因方面，撷要则为风、火、虫、虚四字。往往采用针药并施的方法进行治疗，有时也配合含漱及局部敷擦药物。《内经》根据经络学说指出应刺手阳明经为主，后世医家治疗阳明热盛的胃火牙痛亦多取手足阳明经腧穴。手阳明经循行于下齿，足阳明经循行于上齿，故上齿痛多取内庭、下关，下齿痛则取合谷为主。我们针治的例数虽不多，但已体会到止痛的效果却比内服药为迅速。不过单用针刺往往不能获得根治的目的，必要时应该配合中药治疗，最好能在口腔科进行详细检查后再定治疗方针。

四十三、外疡病类

概论

1. 夫血脉营卫，周流不休……寒邪客于经络之中则血泣，血泣则不通，不通则卫气归之，不得复反，故痈肿。寒气化为热，热胜则腐肉，肉腐则为脓，脓不泻则烂筋，筋烂则伤骨，骨伤则髓消，不当骨空，不得泄泻，血枯空虚，则筋骨肌肉不相荣，经脉败漏，熏于五脏，脏伤故死矣。《灵枢·痈疽》

2. 营卫稽留于经脉之中，则血泣而不行，不行则卫气从之而不通，壅遏而不得行，故热，大热不止，热胜则肉腐，肉腐则为脓，然不能陷骨髓，不为焦枯，五脏不为伤，故命曰痈。热气淳盛，下陷肌肤，筋髓枯，内连五脏，血气竭，当其痈下，筋骨良肉皆无余，故命曰疽。疽者，上之皮夭以坚，状如牛领之皮；痈者，其皮上薄以泽，此其候也。《灵枢·痈疽》

3. 病之生时，有喜怒不测，饮食不节，阴气不足，阳气有余，营气不行，乃发为痈疽；阴阳不通，两热相搏，乃化为脓。《灵枢·玉版》

4. 有所结，深中骨，气因于骨，骨与气并，日以益大，则为骨疽；有所结，中于肉，宗气归之，邪留而不去，有热则化而为脓，无热则为肉疽。《灵枢·刺节真邪》

5.营气不从，逆于肉理，乃生痈疽。《素问·生气通天论》

6.寒与热争，两气相搏，合为痈脓者也。《灵枢·九针论》

7.三阳为病，发寒热，下为痈肿。《素问·阴阳别论》

8.太阳司天，初之气，民病肌腠疮疡；三之气，民病痈疽。阳明司天，四之气，民病痈肿疮疡。少阳司天，民病寒中，外发疮疡。《素问·六元正纪大论》

9.火郁之发，民病疮疡痈肿。《素问·六元正纪大论》

10.大暑流行，甚则疮疡燔灼。《素问·五常政大论》

11.太阳司天，寒淫所胜，血变于中，发为痈疡。《素问·至真要大论》

12.少阴之复，热气大行，病痱疹，疮疡，痈疽，痤痔。《素问·至真要大论》

猛疽证[①]

痈发于嗌中，名曰猛疽，猛疽不治，化为脓，脓不泻塞咽，半日死。其化为脓者，泻则合豕膏冷食，三日而已。《灵枢·痈疽》

夭疽证[②]

发于颈，名曰夭疽。其痈大以赤黑，不急治，则热气下入渊腋，前伤任脉，内熏肝肺；熏肝肺，十余日而死矣。《灵枢·痈疽》

---

① 猛疽：今称结喉痈，相当于西医所说咽后脓肿。生在结喉两旁者称夹喉痈，义称夹疽，则似扁桃体脓肿。

② 今以生左侧者为夭疽，右侧者为锐毒。

脑烁证 [①]

阳留大发，消脑留项，名曰脑烁。其色不乐，项痛而如刺以针，烦心者，死不可治。《灵枢·痈疽》

疵痈证 [②]

1. 发于肩及臑，名曰疵痈。其状赤黑，急治之。此令人汗出至足，不害五脏。痈发四五日，逞焫之。《灵枢·痈疽》

2. 发于膝，名曰疵痈。其状大，痈色不变，寒热，如坚石，勿石，石之者死；须其柔，乃石之者，生。《灵枢·痈疽》

米疽证 [③]

发于腋下赤坚者，名曰米疽。治之以砭石，欲细而长，疏砭之，涂以豕膏，六日已，勿裹之。《灵枢·痈疽》

井疽证

发于胸，名曰井疽。其状如大豆，三四日起。不早治，下入腹不治，七日死矣。《灵枢·痈疽》

甘疽证

发于膺，名曰甘疽。色青，其状如谷实栝楼，常苦寒热。急治之，去其寒热，十岁死，死后出脓。《灵枢·痈疽》

---

① 脑烁：今称脑铄。

② 疵痈：包括生于肩中的肩中疽、生于肩前的干疽和生于肩后廉的过肩疽。但发于膝者，《内经》亦名疵痈。

③ 米疽：今称腋疽。

败疵证 ①

发于胁，名曰败疵。败疵者，女子之病也，灸之，其病大痈脓，治之，其中乃有生肉，大如赤小豆，剉蘦翘草根各一升，以水一升，以水一斗六升煮之，竭为取三升，则强饮厚衣坐于釜上，令汗出至足，已。《灵枢·痈疽》

股胫疽证

发于股胫，名曰股胫疽，其状不甚变，而痈脓搏骨，不急治，三十日死矣。《灵枢·痈疽》

锐疽证 ②

发于尻，名曰锐疽。其状赤坚大，急治之；不治；三十日死矣。《灵枢·痈疽》

赤施证 ③

发于股阴，名曰赤施。不急治，六十日死。在两股之内，不治，十日而当死。《灵枢·痈疽》

兔啮证 ④

发于胫，名曰兔啮。其状赤至骨，急治之；不治害人也。《灵枢·痈疽》

---

① 败疵：今称胁痈。
② 锐疽：今称鹳口疽。
③ 赤施：今称股阴疽。
④ 兔啮：今称跟疽。

走缓证 ①

发于内踝，名曰走缓。其状痈也，色不变。数石其腧而止其寒热，不死。《灵枢·痈疽》

四淫证

发于足上下，名曰四淫。其状大痈，急治之，百日死。《灵枢·痈疽》

厉痈证

发于足旁，名曰厉痈。其状不大，初如小指发。急治之，去其黑者；不消辄益，不治，百日死。《灵枢·痈疽》

脱痈证 ②

发于足指，名曰脱痈。其状赤黑，死不治；不赤黑，不死。不衰，急斩之，不则死矣。《灵枢·痈疽》

痤痱证 ③

1. 汗出见湿，乃生痤痱。《素问·生气通天论》
2. 劳汗当风，寒薄为皶 ④，郁乃痤。《素问·生气通天论》
3. 火郁之发，民病疡痱。《素问·六元正纪大论》

---

① 走缓：今称内踝疽，又叫鞋带疽。
② 脱痈：今称脱疽，相当于西医的血栓闭塞性脉管炎。
③ 痤：即热疖，痱是痱子。
④ 皶：即粉刺。

疔毒证

膏粱之变，足生大疔，受如持虚。《素问·生气通天论》

瘰疬证 ① （鼠瘘 ②、马刀侠瘿 ③）

1.寒热瘰疬在于颈腋者，此皆鼠瘘寒热之毒气也，留于脉而不去者也。《灵枢·寒热》

2.鼠瘘之本，皆在于脏，其末上出于颈腋之间。其浮于脉中而未内着于肌肉，而个为脓血者，易去也，请从其本引其末，可使衰去，而绝其寒热，审按其道以予之，徐往徐来以去之；其小如麦者，一刺知，三刺而已。《灵枢·寒热》

3.肺脉微涩为鼠瘘，在颈支腋之间。《灵枢·邪气脏腑病形》

4.鼠瘘决其生死奈何？反其目视之，其中有赤脉，上下贯瞳子，见一脉，一岁死；见一脉半，一岁半死；见二脉，二岁死；见二脉半，二岁半死；见三脉，三岁而死；见赤脉不下贯瞳子，可治也。《灵枢·寒热》

5.胆足少阳之脉，是主骨所生病者，缺盆中肿痛，腋下肿，马刀侠瘿。《灵枢·经脉》

6.其痈坚而不溃者，为马刀侠瘿，急治之。《灵枢·痈疽》

---

① 瘰疬：相当于西医所说淋巴结结核，也可能包括一般的淋巴肿大，生长部位以颈部多见。

② 鼠瘘：指瘰疬化脓而破溃者。

③ 马刀侠瘿：指瘰疬之成串者。

胃脘痈证

人病胃脘痈者，当候胃脉，其脉当沉细，沉细者气逆，逆者人迎甚盛，甚盛则热。人迎者，胃脉也，逆而盛则热聚于胃口而不行，故胃脘为痈也。《素问·病能论》

肠痈证

少阳厥逆，机关不利，机关不利者，腰不可以行，项不可以顾，发肠痈，不可治，惊者死。《素问·厥论》

痔疮证

1. 风客淫气，精乃亡，邪伤肝也。因而饱食，筋脉横解，肠澼为痔。《素问·生气通天论》

2. 肾脉微涩为沉痔。《灵枢·邪气脏腑病形》

逆证

1. 其已有脓血而后遭乎？以大治大者多害，其在逆顺矣。白眼青，黑眼小，是一逆也；纳药而呕者，是二逆也；腹痛渴甚，是三逆也；肩项中不便，是四逆也；音嘶色脱，是五逆也。《灵枢·玉版》

2. 诸痈疽之发于节而相应者，不可治也。发于阳者百日死，发于阴者三十日死。《灵枢·痈疽》

3. 五脏身有五部：伏兔一；腓二，腓者腨也；背三；五脏之腧四；项五。此五部有痈疽者，死。《灵枢·寒热病》

【按】《内经》诊治外病，观察疮形和联系其他症状，分为痈和疽两大类。后人总结其经验，把风火热毒、过食膏粱厚味引发的，其肿高、其色赤、其痛剧烈、其皮薄亮、其脓易化、其疮口易敛、其来急而愈亦速者，都当作阳证的痈；相反，如为寒湿凝滞、平塌白陷、坚硬木痛、皮色不变、按之不焮热、化脓收口迟缓者，都当作阴证的疽。还根据《内经》指出的逆证结合临床经验，定出"七恶"的名称，对一般外疡发现肝肾阴亏，脾胃败坏，气血虚损者，都认为是棘手病症。

　　痈疽疮疡是局部外证，中医在完整的理论体系下，依据阴阳、表里、虚实、寒热进行整体疗法，或汗或下，或清或温，或消或散，或补或托，或内服，或外敷，或用针砭、按摩，往往不用手术而收功，这是中医中药的特点。当然，中医在必要时也采用手术疗法，并且《内经》里还提出脱疽在治疗上的截肢手术，但到后来医学进步又不用手术了。还值得一提的是《内经》里已认识到鼠瘘（相近于溃脓性淋巴结结核）不是一个孤立性的外疡证，而是有内在的脏腑联系，如"鼠瘘之本，皆在于脏，其末上出于颈腋之间"，明确指出其与内脏结核的关系。远在两千年以前的中医学已经这样丰富多采，真是一个伟大的宝库。

四十四、妇科病类

概论

1. 女子二七而天癸至，任脉通，太冲脉盛，月事以时下，故有子。《素问·上古天真论》

2. 女子七七任脉虚，太冲脉衰少，天癸竭，地道不通，故形坏而无子也。《素问·上古天真论》

月经不来证（血枯）

1. 二阳之病发心脾，有不得隐曲，女子不月①。《素问·阴阳别论》

2. 月事不来者，胞脉闭也。胞脉者，属心而络于胞中，今气上迫肺，心气不得下通，故月事不来也。《素问·评热病论》

3. 肾脉微涩为不月。《灵枢·邪气脏腑病形》

4. 有病胸胁支满者，妨于食，病至则先闻腥臊臭，出清液，先唾血，四肢清，目眩，时时前后血，病名血枯。此得之年少时有所大脱血，若醉入房中，气竭肝伤，故月事衰少不来也。以四乌贼骨、一藘茹，二物并合之，丸以雀卵，大如小豆，以五丸为后饭，饮以鲍鱼汁。《素问·腹中论》

---

① 不月：是月经不按月来潮的意思。

血崩证

1. 阴虚阳搏，谓之崩[1]。《素问·阴阳别论》

2. 风胜乃摇，候乃大温，其病血崩。《素问·六元正纪大论》

带下证

任脉为病，女子带下、瘕聚。《素问·骨空论》

石瘕证

1. 石瘕生于胞中，寒气客于子门，子门闭塞，气不得通，恶血当泻不泻，衃以留止，日以益大，状如怀子，月事不以时下，皆生于女子，可导而下。《灵枢·水胀》

2. 二阳三阴，至阴皆在，阴不过阳，阳气不能止阴，阴阳并绝，浮为血瘕，沉为脓胕。《素问·阴阳类论》

肠覃证

肠覃者，寒气客于肠外，与卫气相搏，气不得荣，因有所系，癖而内著，恶气乃起，瘜肉乃生。其始生也，大如鸡卵，稍以益大，至其成，如怀子之状，久者离岁，按之则坚，推之则移，月事以时下，此其候也。《灵枢·水胀》

不孕证

督脉为病，女子不孕。《素问·骨空论》

---

[1]　崩：指月经出血过多，一般多称血崩。

妊娠证

1. 阴搏阳别，谓之有子。《素问·阴阳别论》

2. 妇人手少阴脉动甚者，妊子也。《素问·平人气象论》

3. 何以知怀子之且生也，身有病而无邪脉也。《素问·腹中论》

【按】《内经》对于常人从幼年到衰老的整个过程有精辟的见解。《上古天真论》说："女子二七而天癸至，任脉通，太冲脉盛，月事以时下，故有子。"天癸是肾所藏的精，可以体会为促进生长发育和性器官成熟的内分泌物质，它对于男子生殖的精和女子经血的生成起主导作用。任脉是主胞胎的，冲脉为血海。在天癸的影响下，加上"任脉通"病和"大冲脉盛"内在条件的成熟，故能有子。经文也指出，女子在三七到四七发育才完全成熟，到了七七四十九岁，则"任脉虚，太冲脉衰少，天癸竭，地道不通，故形坏而无子"，逐渐趋向衰老。这样的认识，完全符合现代生理学的认识。

关于妇女病的诊断，极其重视脉诊，如"肾脉微涩为不月""阴虚阳搏，谓之崩"等。对于妊娠生理脉象的观察，如"阴搏阳别""手少阴脉动甚"等，直到观在，在妊娠的诊断方面仍有重要的参考价值。至于肠覃与石瘕，明示"月事以时下"和"月事不以时下"为鉴别要点，也启发了我们在治疗妇科疾病中问询月经情况的重要性。

中医对于妇科病分经、带、胎、产四大类。《内经》记载不够详尽，但大致已备。并且指出了血枯、血崩、石瘕等妇女杂病，从西医角度来看，其中包括了经闭、功能性子宫出血、内生殖器炎症等，还可能包括某些内生殖器肿瘤，如子宫肌瘤、卵巢囊肿一类病症，尚待进一步研究。